痛い変形性股関節症がラクになる!「関節液」よみがえり体操

さかいクリニックグループ代表
酒井慎太郎

PHP

はじめに――関節液はよみがえる！

「いつからか、あぐらをかけなくなった」
「散歩中に、ちょっとした段差でつまずいて転んでしまった」
「靴下をはくとき、腰を曲げるのがきつい」

この本を手にとってくださった方は、ひょっとして、こんな経験をおもちなのではないでしょうか。あるいは、歩くときに足のつけ根に引っかかるような違和感があったり、お尻の横の筋肉にだるさや痛みを感じたりすることがある……。

ただ、それは毎日のことではなかったり、足をいろいろな角度に動かしているうちに違和感や痛みが消えてしまったりするから、「たいしたことはない」「歳だから、しょうがない」と、放置してしまっているかもしれません。

しかし、この本のタイトルの中の「変形性股関節症」という文字に目がとまったのは、少なからず股関節に不安を感じているからではないでしょうか。

よかった！　この本はきっと、みなさんのお役に立てると思います。

前述のような違和感や痛みは、股関節のトラブルからくるものです。放っておくと、やがて股関節の軟骨がすり減って変形し、股関節に強い痛みを引き起こす「変形性股関節症」になってしまいます。

現在、日本全国でおよそ４００万人が、変形性股関節症に悩まされているといわれています。その約9割は女性。40代から急激に発症しやすくなりますが、20代、30代からその兆候は出始めます。「たいしたことないから」とほうっておくと、40代、50代になって股関節に痛みが出たり、歩き方がぎこちなくなってきたりしてしまった……。そうなってから、整形外科を受診する人がほとんどでしょう。

すると、医師は「しばらく様子を見ましょう」といって、痛み止めの薬を出してくれるだけ。薬を飲めば少しはよくなるものの、すぐに痛みが再発してまた病院へ、の繰り返しです。

変形性股関節症は、時間とともに確実に進行する病気です。経過観察をしている間に股関節が変形して、足を引きずって歩くようになったり、痛みも強くなったりしていくのです。すると患者さんは、「手術を受けるか、否か」の選択を迫られます。医師が、「この病気を完全に治すには手術をするしかない」というからです。

いくら「痛みがなくなるから」といわれても、体にメスを入れるとなると大きな不

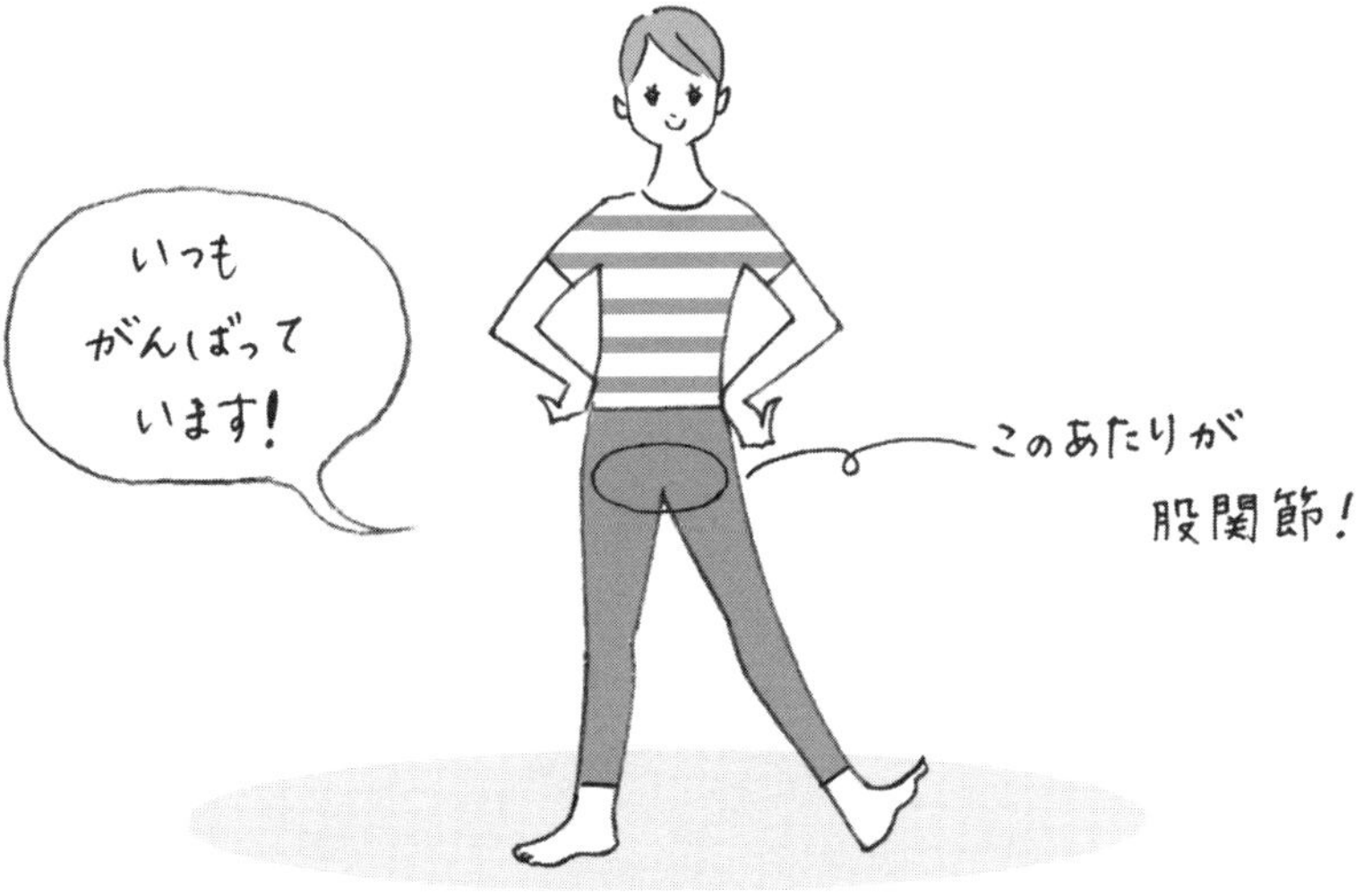
いつも
がんばって
います!
このあたりが
股関節!

安を覚えることでしょう。そのため手術を受けず、不便や痛みに苦しみながら日々を過ごしている人も、少なくないと思います。

しかし、変形性股関節症は「手術でしか治せない」病気ではありません。

初期の段階で「関節包内矯正」などの適切な対処をして関節液をよみがえらせれば、ほぼ100%完治します。

この治療法に加え、大きな効果を上げるのが本書でお伝えするセルフケアです。自分で股関節を矯正することで関節液をよみがえらせ、痛みをやわらげます。

いつまでも健《すこ》やかに自分らしく過ごすために、股関節の不安を1日でも早く解消しましょう。

痛い変形性股関節症がラクになる！「関節液」よみがえり体操　もくじ

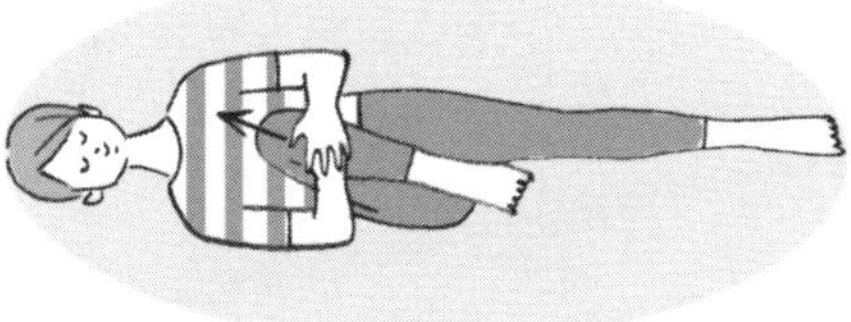

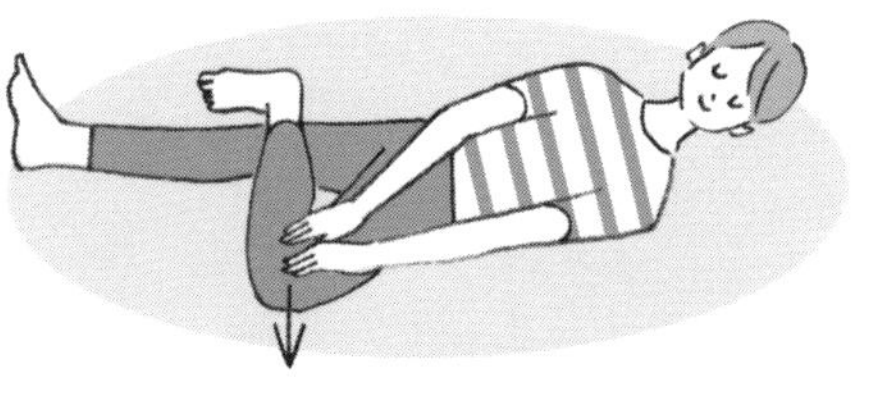

第2章　「関節液」よみがえり体操

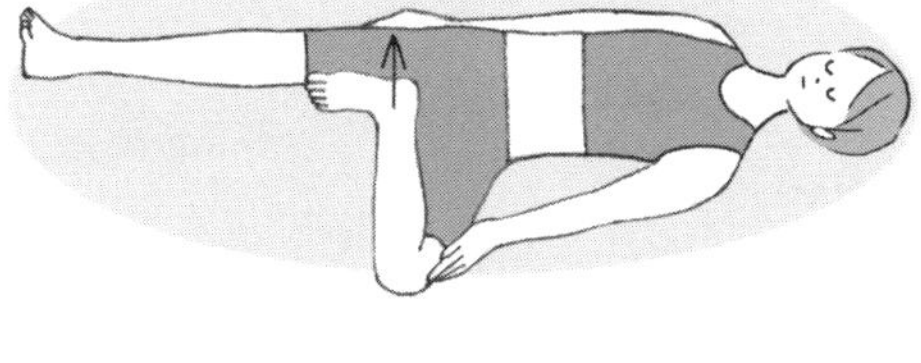

第3章 「関節液」を間接的によみがえらせる体操

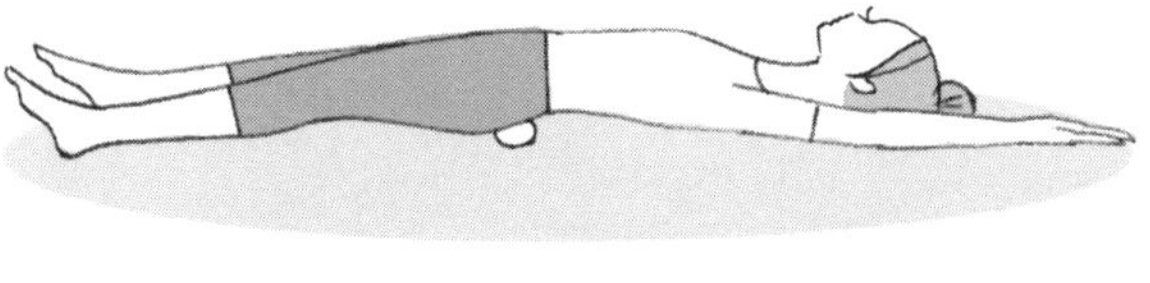

第4章　「関節液」がよみがえる生活習慣

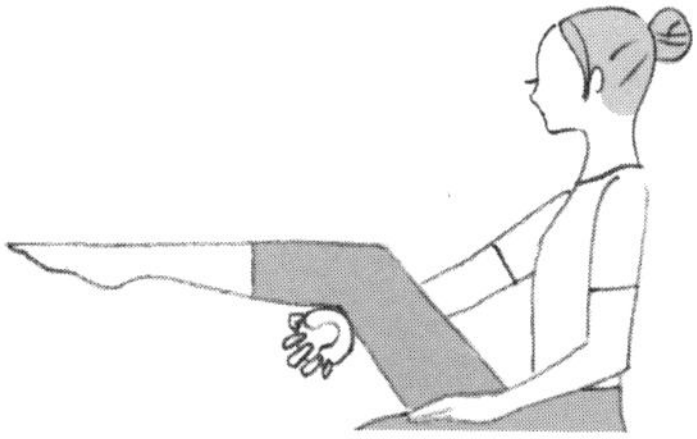

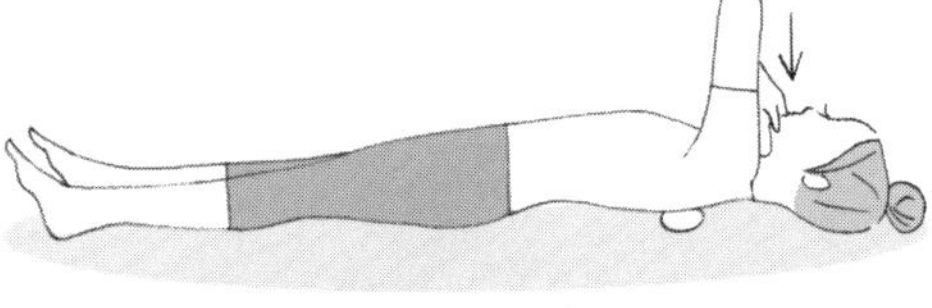

第1章

変形性股関節症と「関節液」

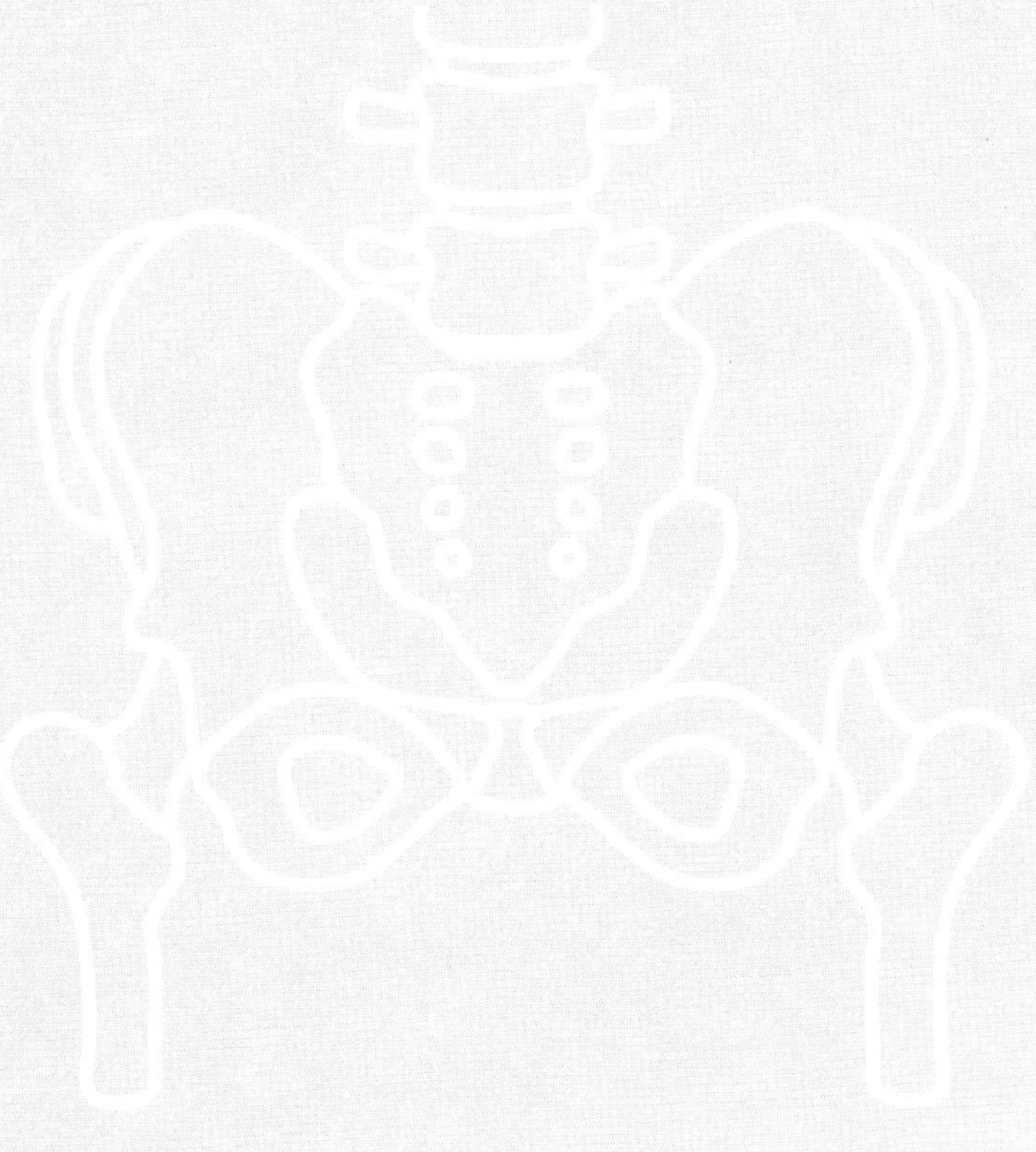

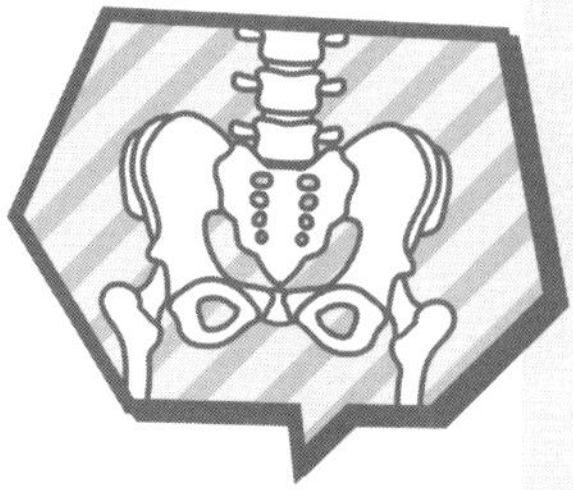

股関節と関節液の役割

上半身と下半身をつなぐ股関節

変形性股関節症を理解し、改善するために、まずは股関節のしくみと役割について、最低限の知識をもっておきましょう。

股関節は、胴体（上半身）と下肢（下半身）をつないでいる大きな関節のことです。「臼蓋《きゅうがい》」（寛骨臼《かんこつきゅう》ともいう）という骨盤のくぼみに、「大腿骨頭」という大腿骨（太ももの骨）の先端にある丸い部分がはまり込んだ構造をしています。肩の関節も同じような構造をしていますが、股関節のほうがくぼみが深く、そのため安定性の高い関節になっています。

臼蓋と大腿骨頭の表面は、「関節軟骨」という弾力性のある組織で覆われており、これが体重の負荷や地面からの衝撃をやわらげてくれています。

股関節まわりの骨と筋肉の構造

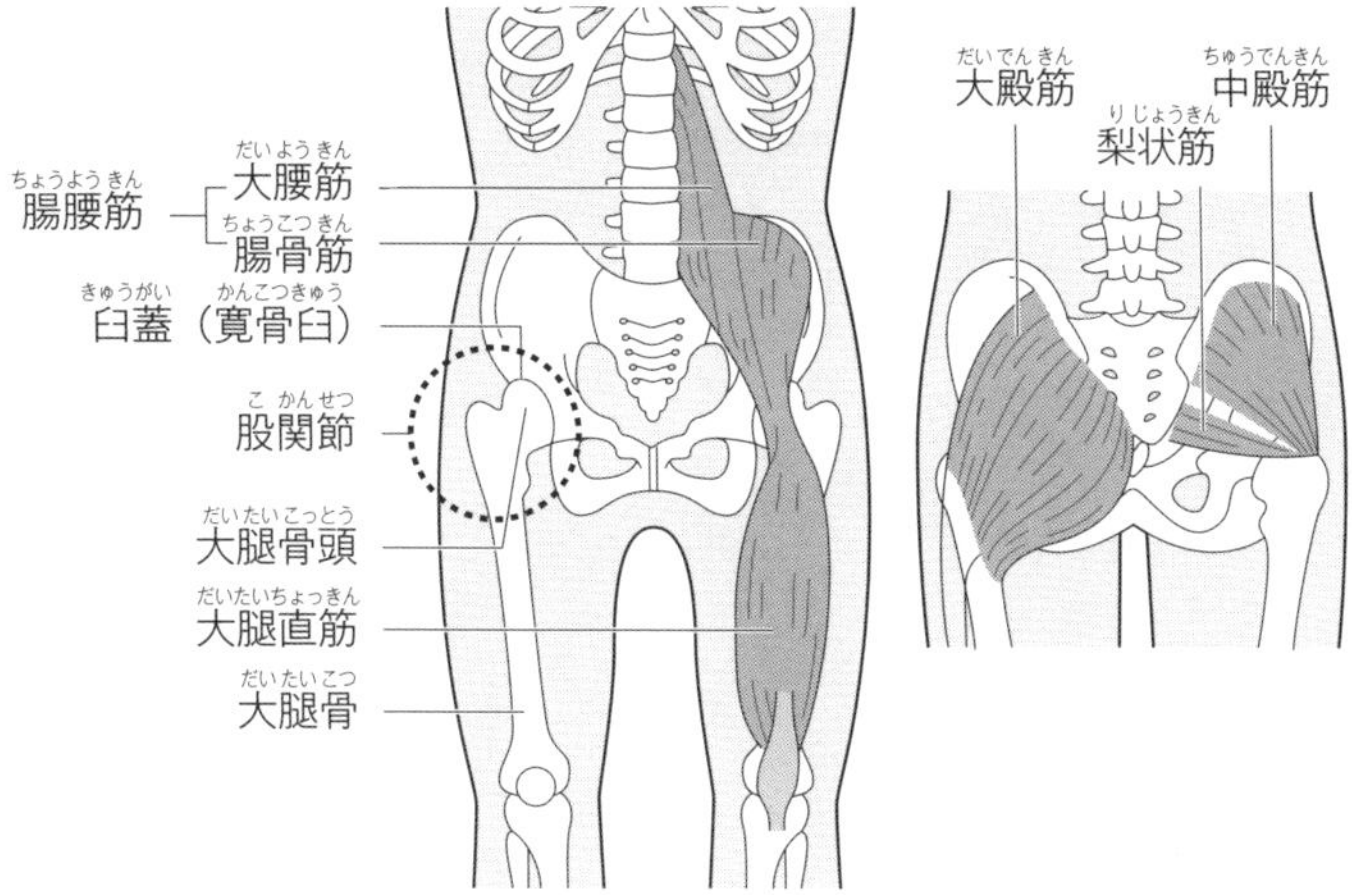

こうした構造のおかげで、私たちは「立つ」「歩く」「座る」などの動作を行うことができ、さらに、体を曲げたり伸ばしたり、股を開いたり閉じたり、内股や外股にするといった動作もスムーズに行うことができるのです。

関節液の重要性

ところで、みなさんは股関節がどこにあるか、ご存じでしょうか。

股関節は、「足のつけ根のVラインあたり」「お尻のほっぺたの下の、へこんだあたり」を含め、胴体と足がつながっているあたり全体を指します。

この股関節には、常に大きな負荷がか

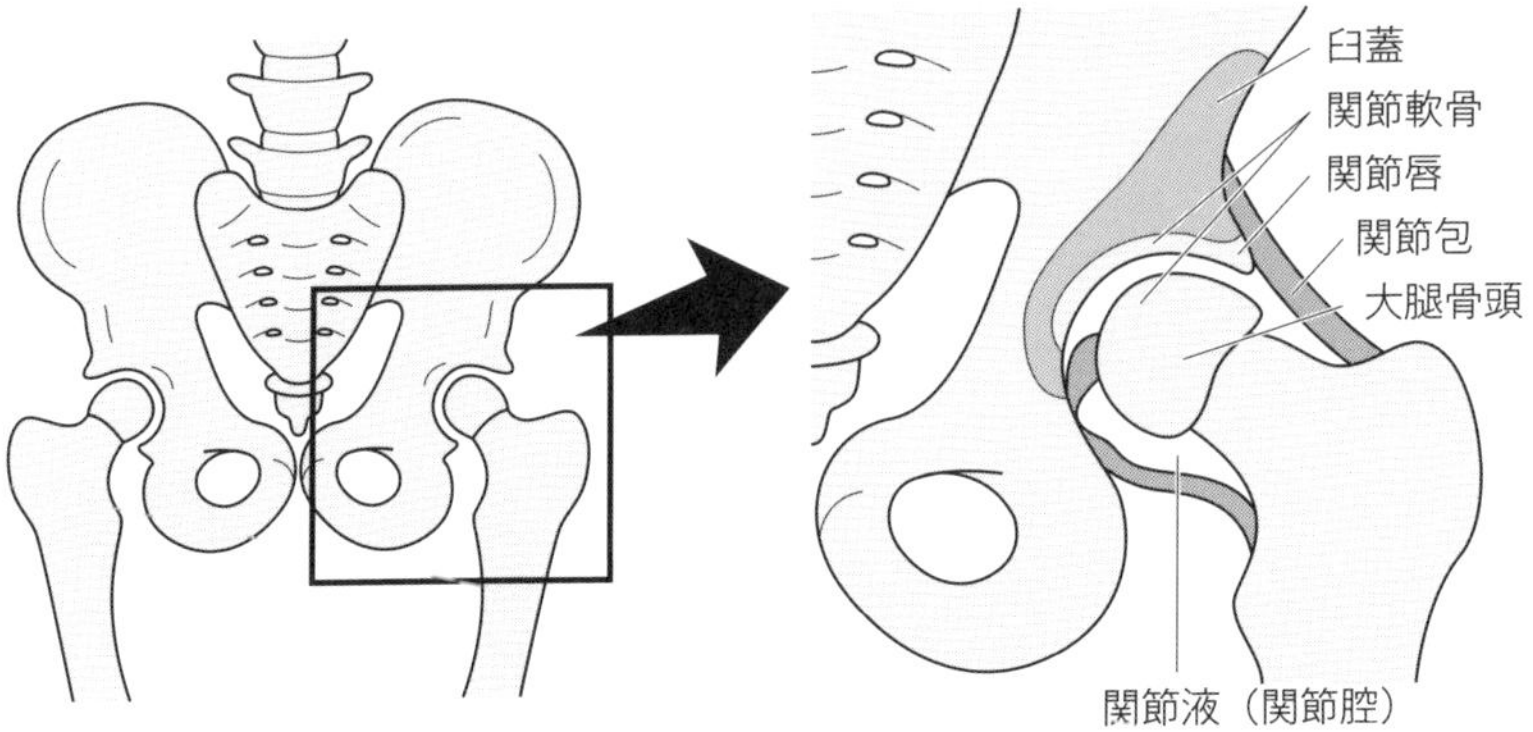

かっています。立っているだけでも頭部を含めた上半身の重みが全部のしかかり、歩いたり走ったり、飛んだりと体を動かせば、その振動が伝わってくる。目には見えないのでわかりにくいですが、股関節は陰で働き続けています。それだけにトラブルが発生しやすい関節なのです。

こうした負荷を軽減してくれるのが「関節液（上図参照）」です。

健康な人の股関節では、関節腔の中は十分な関節液で満たされているのですが、加齢や事故など、さまざまな原因（28ページ参照）によって関節液が減り、股関節のクッション機能が衰《おとろ》えてしまいます。

クッション機能の衰えた股関節では骨と骨がぶつかり合い、その結果として変形性股関節症の状態になるのです。

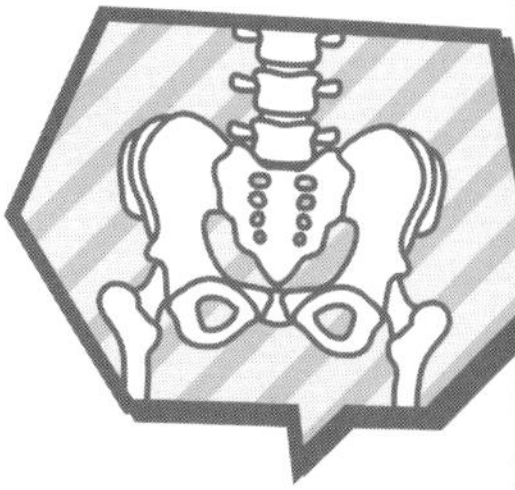

本格的に痛みが出る前の兆候は？

■「歩き方がおかしい」といわれたら

股関節は、体の深い部分にあるため、神経によって痛みが認識されにくい関節です。かなり進行するまで「痛い！」と感じないので、知らないうちに、変形性股関節症になるケースが少なくありません。

しかし、股関節の状態を知る手がかりがあります。たとえば、周りの人から「歩き方がおかしい」といわれたことはありませんか？

股関節に異変が生じると、日常のちょっとした動作に変化が現れます。最も顕著なのは、歩き方です。肩が上下・左右に揺れて、足を引きずるような歩き方になっていないでしょうか。

自覚できる症状としては、あぐらをかこうとしたり正座をしようとするとき、靴下をはいたり脱いだりするとき、靴ひもを結ぶとき……などに、片方の足のつけ根の動きの悪さや、曲がりの悪さを感じる、といったことが挙げられます。

■動き始めに違和感や痛みが出る

これらの変化は、きわめて早い段階で現れる変形性股関節症の症状です。そのため「前股関節症」と呼ばれます。

この段階では、特に「動作をスタートさせるとき」、たとえば歩き始めたときや立ち上がるとき、座ろうとするときに、何か引っかかるような違和感を覚えたりします。よく歩いた後や運動した後に、股関節にだるさや動きの悪さ、痛みというほど大げさなものではないものの、一瞬、「痛っ!」と感じることがある……という人も、要注意です。

ただし、これらの違和感は、足を動かしているうち、あるいはしばらく休むと自然に解消してしまうことがほとんどです。そのため、単なる「疲れ」や「気のせい」と思ってやり過ごしてしまいがちで、ほったらかしにしてしまう人が多いのです。

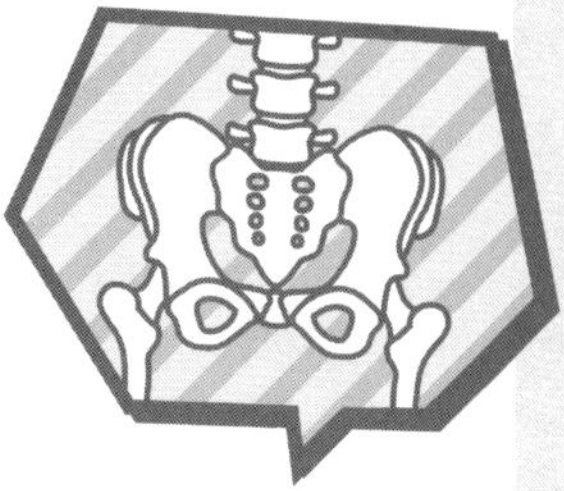

「ひざ曲げテスト」で股関節の状態を知る

■早期発見・早期治療が何よりも大切

変形性股関節症は、初期の段階で正しく対処すれば、かなり改善します。逆に、ほうっておいたり間違った対処をしたりしてしまうと、10年以内に30％の人が進行期へと移行。日常生活にも大きな支障が出るようになり、後戻りができない状況に陥《おちい》ってしまいます。他の多くの疾患と同様に、早期発見・早期治療が非常に重要です。

そこで、股関節に異常が起きているかどうかを知る、セルフチェックの方法を2つ、ご紹介しましょう。

■ひざ曲げテスト①

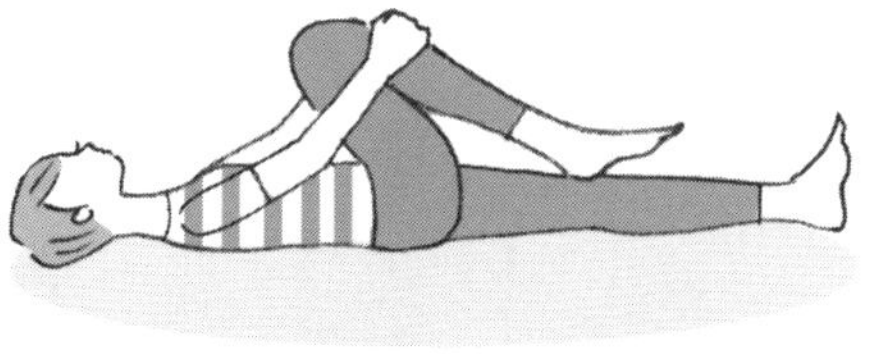

1 平らな床に仰向けに寝て、片方の足を上げ、ひざ下を両手で抱えるようにする。

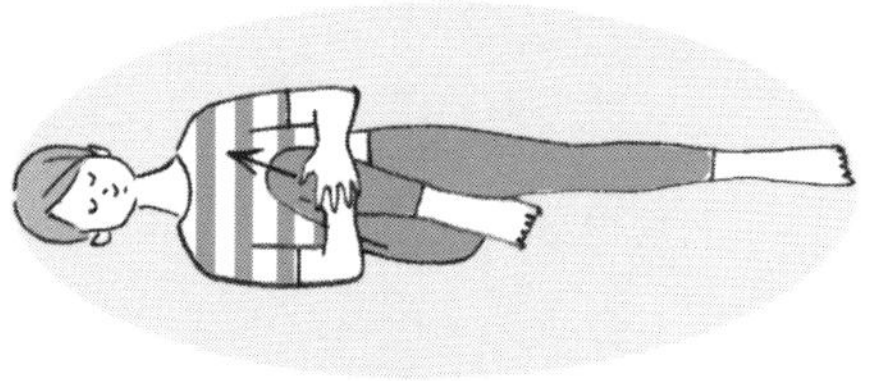

2 手に力を込め、少しずつ反対側の胸に近づける。このとき、背中と両肩は床につけたまま、できるだけひざを胸に近づけていく。

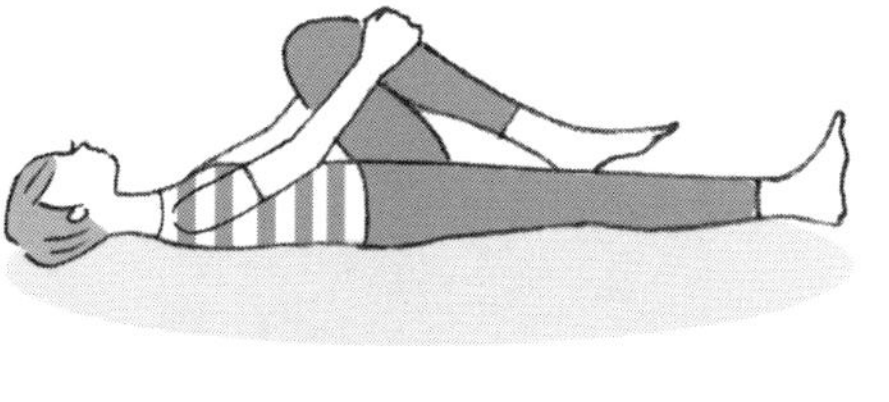

3 もう一方の足も行い、胸への近づき具合にどれくらい差があるか、比べる。

左右とも問題なく、足を反対側の胸に近づけることができたら、股関節に問題はありません。しかし、左右に差がある場合は問題あり。胸に近づけるのが難しかった足の側の股関節に、関節液が減少するなどの異常が生じています。

■ひざ曲げテスト②

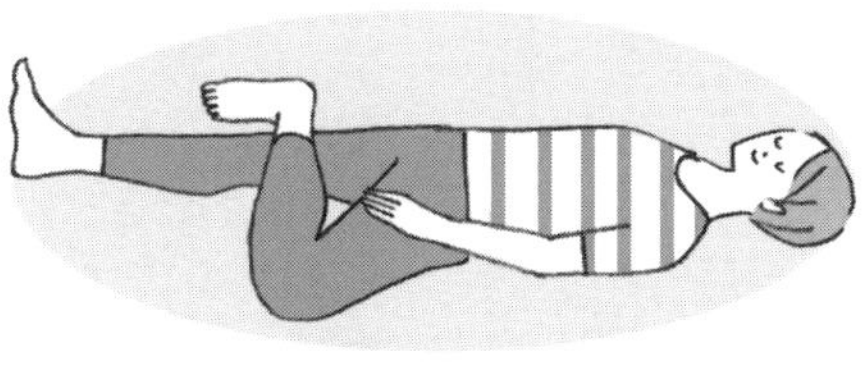

1 平らな床に仰向けになり、片側の足のひざを曲げ、その足首をもう片方の足のひざの上に乗せる。上から見ると、数字の「4」のような形になる。

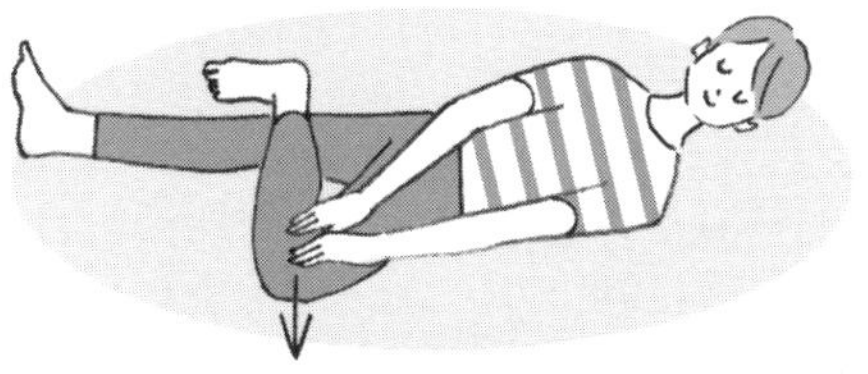

2 曲げたほうの足のひざを床に向けて、垂直に押していく。

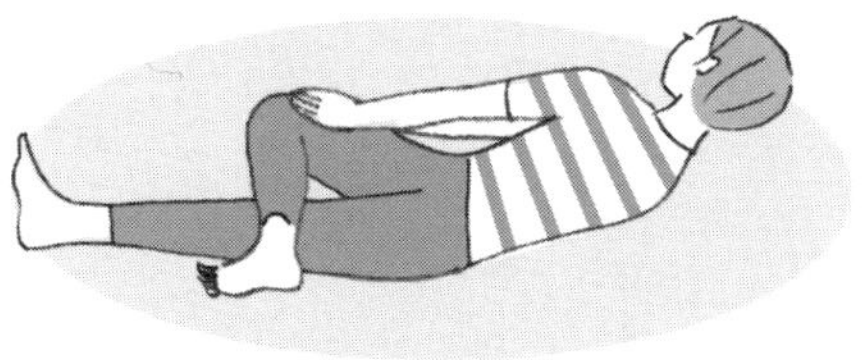

3 もう一方の足も行い、押したときの状態を比べる。

ひざを押したとき、股関節に痛みが走ったら、その足の側の股関節に問題が生じている証拠。なお、ステージが進行期や末期に入っていると、ひざを曲げようとするだけで股関節が痛み、それ以降の行為はできなくなります。

テストをして、「問題あり」とわかったら一日も早く治療やケアを始めましょう。

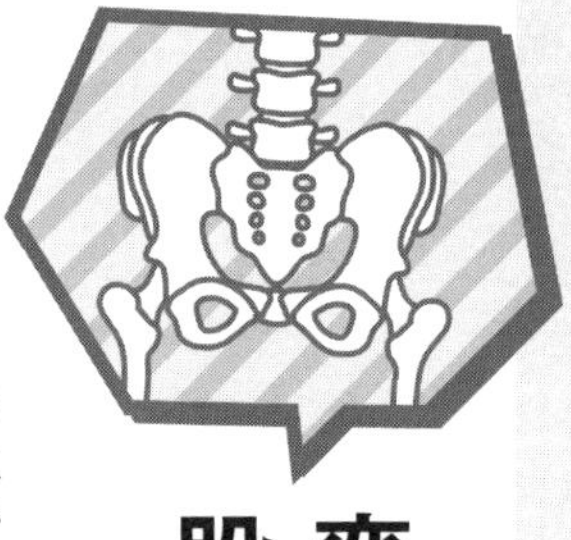

変形性股関節症以外の、股関節まわりの病気

この本では、変形性股関節症について取り上げますが、その他にも股関節の病気はあります。そのうち代表的なものをいくつかご紹介します。中には変形性股関節症と間違いやすいものもあるので、各疾患の特徴を知っておくとよいでしょう。

■大腿骨頭壊死症

股関節を構成する「大腿骨頭」への血流が低下して、骨組織が壊死《えし》してしまった状態のこと。壊死したことによって、大腿骨頭が体重を支えきれず潰れてくると痛みが生じる。ただし、壊死があっても痛みを生じない場合もある。

■大腿四頭筋の炎症

股関節が動くために必要な筋肉のひとつである「大腿四頭筋」の使いすぎによって

起こる炎症で、太ももに痛みが出る。たくさん歩いた後やマラソン、ジョギングをした後、立ち仕事のため一日中ひざで踏ん張っている人にも、この炎症が起こることがある。

脊柱管狭窄症

50歳以上の中高年で、比較的男性に多く現れる疾患。「脊柱管」という背骨の内側の管が狭くなり、その中の神経が圧迫されることによって起こる。歩き始めに足のしびれや痛みがひどくなるものの、少し休むと治まり、再び歩けるようになる「間欠性《かんけっせい》跛行《はこう》」という症状が見られるのが特徴。

腰椎椎間板ヘルニア

股関節痛を患《わずら》っている人が併発しやすい腰痛。せきやくしゃみをするとズキンと腰に響くような痛みが特徴で、お尻や足に痛みやしびれの症状が現れることもある。しびれの症状がひどくなると歩きづらくなるため、変形性股関節症と勘違いされることもあるが、変形性股関節症の場合は足にしびれは出ない。

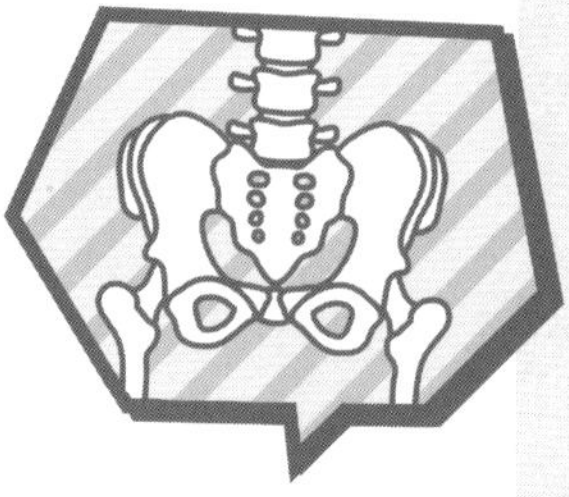

変形性股関節症に移行することが多い病気

生まれつき股関節が外れやすい「先天性股関節脱臼」

本来、股関節は大腿骨頭と臼蓋が、ぴったり噛み合っている状態になっていますが、生まれつき噛み合っていない、つまり股関節が外れやすい場合があります。それが、「先天性股関節脱臼」です。

先天性股関節脱臼は、臼蓋のくぼみが十分に発達しておらず、きちんとした形ができていません。大腿骨頭の形がいびつになっている場合もあります。

「先天性」といっても、9割は後天的な要因です。いわゆる「逆子」だったり、もともと股関節が不安定な赤ちゃんが、無理に股やひざを伸ばして脱臼することも。また、おむつの当て方や、おんぶや抱っこなどによって脱臼が助長されることもあります。

いずれにせよ、赤ちゃんのときに脱臼が起こっているため、ほとんどの場合、乳児期に治療を受けています。ただ、そこでうまく整っても、もともと股関節のつくりが浅いので、大人になると変形性股関節症に移行する確率が、とても高くなります。

■股関節のくぼみが浅い「臼蓋形成不全」

股関節に発育異常が見られる病気にはもうひとつ、「臼蓋形成不全《きゅうがいけいせいふぜん》」があります。

股関節がなめらかに動くには、大腿骨頭と寛骨臼が同じカーブを描いて、きれいに組み合わさって安定している必要があります。しかし、臼蓋形成不全の場合、寛骨臼のくぼみ（臼蓋）のへり（関節唇）が浅いため、大腿骨頭を十分覆いきれず、大腿骨頭が外側にはみ出してしまいます。主な原因としては、成長の過程で臼蓋の発育が正常に進まない「後天的要因」と、先天性股関節脱臼からくる「先天的要因」の２つ。乳児期の臼蓋形成不全は、自然に改善されるというのが通説です。

しかし、中高年になって股関節が痛み出し、レントゲン検査を受けて初めて、この病気であることを指摘されることがほとんどです。しっかり治療できていないと、変形性股関節症につながりかねません。

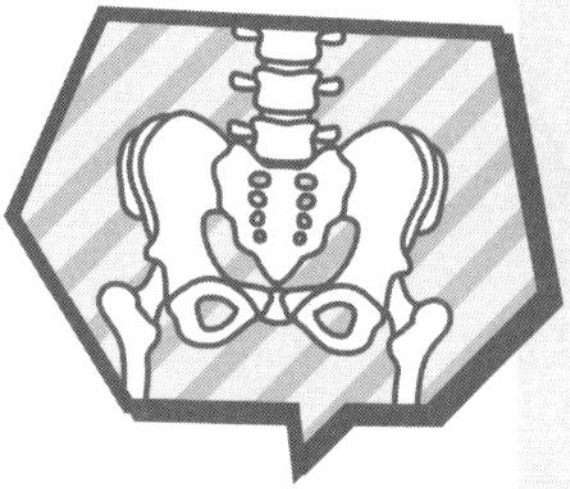

変形性股関節症は、どこがどのように痛む？

痛みは前、後ろ、横に現れる

変形性股関節症になると（あるいはその前段階から）、痛みが現れる場所はだいたい次の3カ所です。

1　そけい部（股関節の前側。いわゆるVライン）
2　お尻のほっぺの下の、へこんでいるところ（股関節の後ろ側）
3　中殿筋（股関節の横の筋肉。お尻の横側）

特に痛みが現れやすいのは1と2。股関節の前側だけの人、あるいは後ろ側だけの人、前側と後ろ側の両方とも痛む人もいます。そして、ほとんどの場合、不調が現れるのは股関節の左か右、どちらか一方だけです。3は、股関節症の症状が、ある程度進んでから現れるようになります。たまに、ひざの内側の前部分が痛くなるケースもありますが、ほぼ、これら3カ所のどこかに痛みを感じます。

不思議なことに、変形性股関節症による痛みは移動します。股関節の前側が痛むと思っていたら、しばらくすると消えて、今度は後ろ側が痛む、といった具合です。腰や肩の関節にトラブルが起きている場合、痛む場所はほとんど決まっているのですが、なぜか股関節だけは痛みが移るのです。

なお、変形性股関節症は、よくなったり悪くなったりを繰り返しながら進行していきます。前述の、前股関節症の段階では「ときどき痛むかな」という程度ですが、そのうち、動作をするたびに痛みを感じるようになります。この段階では痛みが一定期間続いていても、ある日、痛みが消えていることに気づいたりします。逆に、しばらく調子がいいと思っていたら、忘れた頃に痛みだしたりすることもあります。

このように、変形性股関節症は「痛む時期」と「痛まない時期」を繰り返しながら進行していきますが、次第に「痛む時期」が長くなり、やがて「いつも痛む」ようになってしまうのです。

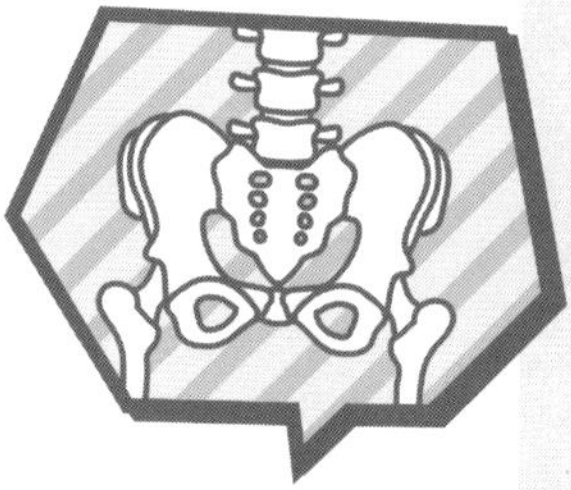

体の中で、どんな変化が起きている？

■変形性股関節症には4つのステージがある

変形性股関節症は、時間とともに少しずつ進行していきます。

一般に、その段階は4つに分類されます。それぞれ、物理的にどのような変化が現れるのか、レントゲン写真で判断できる状態をご紹介しましょう。

第1ステージは、前述した「前股関節症（股内障）」に当たります。関節のすき間は保たれていて、レントゲン検査では異常が見つからないことが少なくありません。

第2ステージは、変形性股関節症の「初期」です。この段階までくると、関節のすき間が狭くなり、骨がぶつかり合う部分に「骨硬化」が見られるようになります。無理をすると、痛みを感じるようになります。

第3ステージは、「進行期」。骨硬化した部分に穴（骨嚢胞《こつのうほう》）が開き始め、壊れた骨を補うために、とげ状の骨（骨棘《こつきょく》）もできます。徐々に痛みが強くなり、歩くときに足を引きずるようになります。

第4ステージは、変形性股関節症の「末期」です。関節のすき間はほとんど消失して、骨と骨とがくっついたような状態になります。骨の変形も著《いちじる》しく、骨嚢胞や骨棘が大きくなります。強い痛みがあり、かなり動きが制限されます。

変形性股関節症は、「早期発見・早期治療」が何よりも大切だということは、先に述べたとおりです。

第1ステージの段階で適切な対処をすれば、股関節のトラブルは改善し、元通りになります。第2ステージまで進んでいても、しかるべき治療やケアをすれば病状の進行を食いとめられるだけでなく、ほぼ100％治り、元通りの「痛まない」「動ける」体にまで回復させることができます。

しかし、第3ステージの「進行期」までいくと、それはなかなか難しい。変形してしまった骨を元通りにすることはできないので、「病気とつき合っていく」という認識で、治療やケアを続けていく必要があります。そして第4ステージの「末期」になれば、手術をするしか方法がなくなってしまうのです。

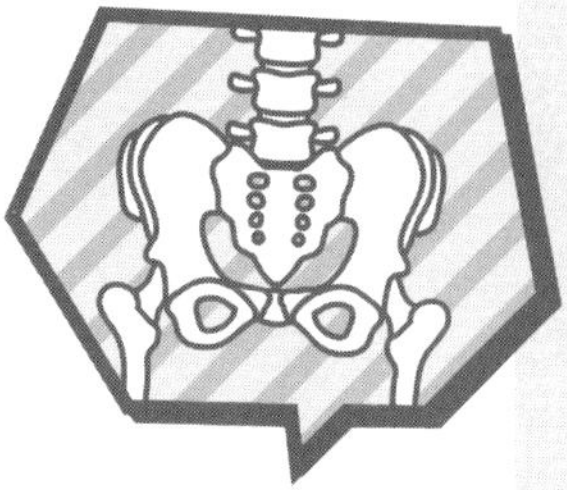

変形性股関節症になる原因

■「先天性の病気」「怪我」「老化」が引き金に

変形性股関節症の直接的な原因としては、先に触れた「先天性の股関節の病気」が挙げられます。他に、事故やスポーツでの怪我などによる「外傷」も股関節の変形を招きます。

さらに、加齢も大きな原因です。悲しいかな、誰でも歳を重ねるにつれて関節液が減り、関節軟骨の修復力が低下します。すると股関節のクッション機能が衰え、体重や地面からの衝撃をもろに受けることになってしまうのです。

これらのことから、股関節がなめらかに動かなくなり、ぎくしゃくした動きをするようになると、関節のまわりにある「靭帯《じんたい》」や「腱」が傷ついたりひっぱられたりして、痛みが生じます。さらに、股関節のクッション機能が衰えることで、骨が摩耗したり変形したりしてしまうのです。

患者の9割は女性。年齢層は幅広い

ひざや腰などの関節は、トラブルが発生しやすい年齢があります。ひざは30代ごろ、腰は40代ごろから不具合を訴える人が急激に増えていきます。

ところが、股関節の場合、「○歳から発症しやすくなる」とはいいきれません。加齢が症状を悪化させる要因であることは間違いありませんが、変形性股関節症の患者さんの場合、年齢層が非常に幅広いのが特徴的です。

ただし、性別的には女性が圧倒的に多い。股関節痛を訴える人の9割が、女性といっていいでしょう。それには、遺伝的問題が関係しています。日本の女性には、もともと股関節が浅くついている人が多いのです。

「女性は男性より体がやわらかい」とよくいわれますね。日本の女性は、股関節に限らず関節がゆるく、可動域が広いからです。そのため、関節が動きやすい分、正しい治療を施し、きちんとケアマネジメントを行えば、治りが早いのもまた、女性なのです。

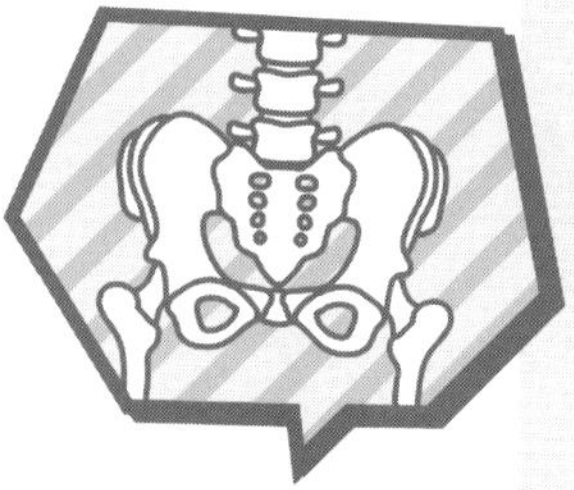

現在主流の治療法と、その問題点

■「経過観察」の危険性

ここまで私は「早期に正しい対処法」を講じれば、股関節痛はほぼ解消でき、変形性股関節症の進行も食いとめられるとお話ししてきました。では、どのような対処法が「正しい」のでしょうか。その前に、まずは現在、病院などでは一般的にどのような治療が行われているか、ご説明しましょう。

股関節に違和感や痛みを覚え、不安になった人の多くは、整形外科を訪ねることでしょう。ふつう整形外科では「問診」「視診」「触診」「レントゲン検査」が行われ、その結果、総合的な診断が下されます。ただ、変形性股関節症の初期までは、違和感はあっても痛みがなかったり、レントゲン検査でも異常が見つからなかったりすることがあります。その結果、「経過観察をしましょう」となるのが一般的です。

経過観察とは、「しばらく様子を見る」ことで、つまり「何もしない」ということ。痛みがあれば鎮痛剤を出し、股関節の動きをよくするためにヒアルロン酸を注射します。そうやって対症療法でしのぎながら、年に何回かレントゲン検査をして、股関節の状態を確認する……ということを数年、いえ数十年の間、続けるのです。

人工関節には寿命がある

しかし、変形性股関節症は確実に進行する病気ですから、様子を見ているだけでは当然、悪化します。レントゲンにも、関節のすき間がなく、骨が変形した様子が写るようになるでしょう。そこで「手術を検討しましょう」という話になるわけです。

すると患者さんは、「長い間、不便や痛みに耐え続けるか」、それとも「手術を受けるか」という究極の選択を迫られることになります。後述しますが、手術をして人工関節を入れたとしても使用耐久年数があるので再手術が必要ですし、痛みが消えないこともあるのです。

患者さんにとっては、どちらも「選びたくない」選択肢でしょう。そのような治療方針は、はたして誰のためのものなのか。私は、とても疑問に思っています。

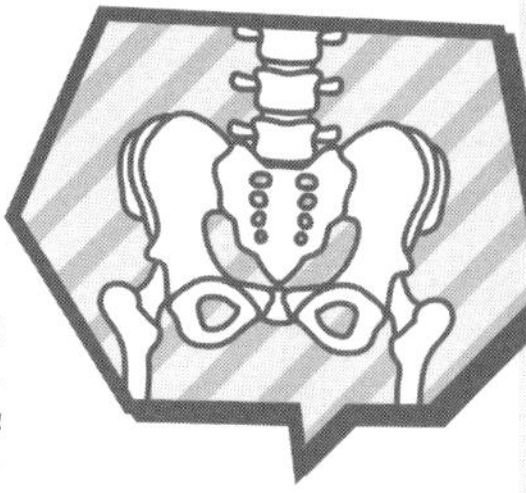

変形性股関節症の手術について

病気のステージが「末期」になり、関節のすき間が消失して骨嚢胞や骨棘などの変形が進んでしまうと、常に強い痛みに悩まされ、立ったり座ったりすることさえ、つらくなります。そのような状態になると、鎮痛剤やヒアルロン酸の力だけではどうにもならず、手術に踏み切ることになります。

股関節の手術の代表的なものとしては、「骨切り術」と「人工関節手術」の2つがありますが、現在は後者がメインとなっています。

■骨切り術

骨盤や大腿骨の一部を切って、位置をずらしたり角度を調整したりした後に再びくっつけ、股関節を動きやすくする手術。くっつけた骨が固まるまで長い時間を要し、入院リハビリに3～6カ月かかるのが一般的です。自前の股関節を温存するため痛みが再発することもあります。そうなると人工関節手術しか打つ手がなくなりますが、骨切りによって骨の形状が大きく変わっていると、人工関節を入れるのが難しくなる場合もあります。

■人工関節手術

傷んだ股関節を取り除き、金属やセラミックなどで作られた関節に置き換える手術。手術と入院リハビリに要する期間は、1～3週間程度が一般的です。ただし、人工関節には寿命があり、15～20年で取り替える必要があります。高齢で再手術となった場合、体力的に手術に耐えられるかどうかという問題と、手術を受けても痛みが残る場合があるということが、この手術の難点です。また、人工物が埋め込まれるため、術後に股関節や大腿部の「冷え」に悩まされることが多くなります。

いずれにしても大がかりな手術であり、リハビリにも長い期間を要します。保険が適用されるとはいえ、費用もかかります。手術を受ける、受けないの最終判断はメリット、デメリットをよく考えてから、決めるようにしてください。

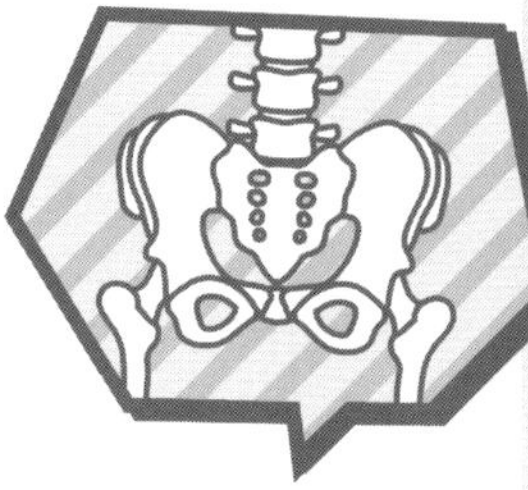

変形性股関節症と腰痛との関係

■股関節と腰は、切っても切れない関係

股関節のトラブルは、たいてい腰のトラブルにもつながります。股関節と腰の骨（腰椎《ようつい》）はつながっているため、お互いに影響を受けやすいのです。

事実、股関節痛と腰痛を併せもっている人はとても多く、股関節のトラブルを放置すると、やがて腰痛にも悩まされるようになる、といっていいでしょう。

ですから、股関節にトラブルが起こるメカニズムを理解するには、腰椎や骨盤を含めた「腰全体」の動きを理解する必要があります。

左の図を見てください。腰椎から骨盤、股関節にかけて、この範囲が体を支えている「土台」部分です。この土台の中でも特に荷重負荷がかかりやすいポイントは、「腰椎」、左右の「仙腸関節」、左右の「股関節」の5カ所。人間の体は、この5つの

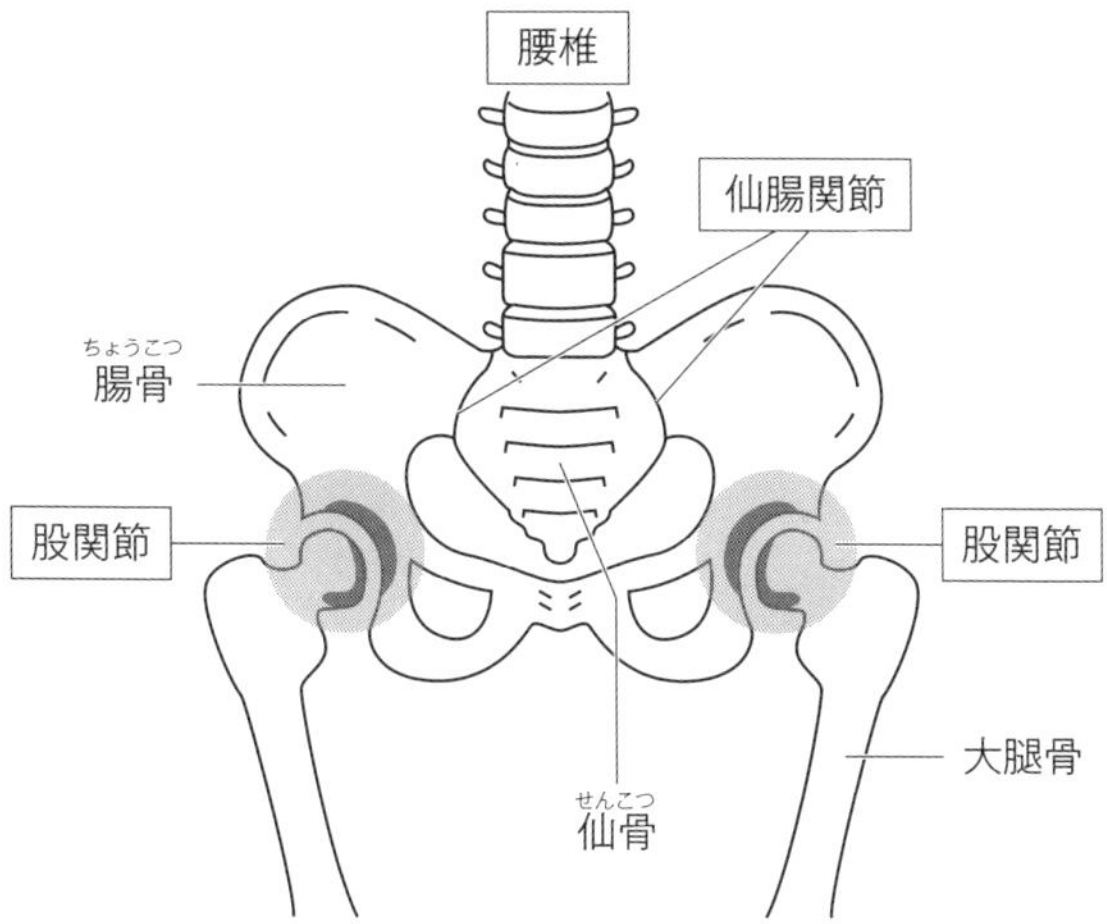

ポイントで支えられているからこそ、安定して立つことができ、歩く、走るなどさまざまな動作ができるのです。

問題は「仙腸関節」にあった

股関節痛と腰痛の関係を考えるとき、私が特に注目しているのは仙腸関節です。

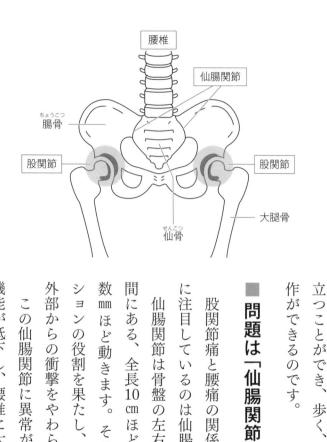

仙腸関節は骨盤の左右に位置し仙骨と腸骨の間にある、全長10㎝ほどの関節で、前後左右に数㎜ほど動きます。その数㎜の可動域がクッションの役割を果たし、腰にかかる荷重負荷や外部からの衝撃をやわらげています。

この仙腸関節に異常が生じると、クッション機能が低下し、腰椎に大きな負担がかかるように。やがて腰椎や腰椎椎間板が疲弊し、腰痛が引き起こされます。それだけではなく、股関節にも大きな影響を与えることが、長年の治療経験からわかってきました。

具体的には、右側の股関節の動きが悪くなると右側の仙腸関節にも問題が生じます。その逆も、またしかり。さらに、仙腸関節の機能異常によって股関節の動きも悪くなる、というように、股関節と仙腸関節のどちらかにトラブルが起こると、もう一方もトラブルを起こすケースが非常に多いのです。

したがって、股関節に異常が生じれば仙腸関節にも異常が生じ、腰痛を引き起こす。これが、股関節痛の患者さんが腰痛を併発するメカニズムです。

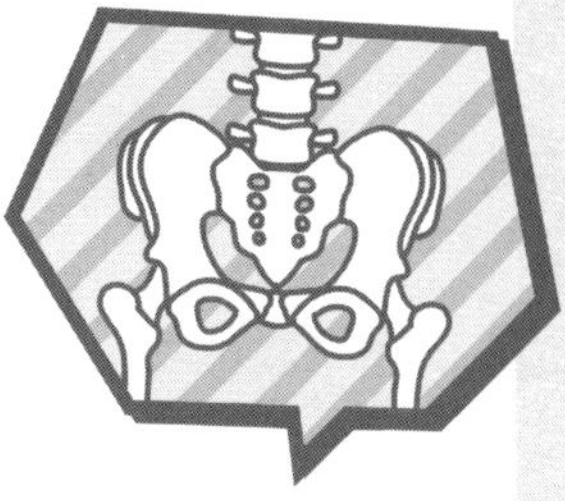

関節液をよみがえらせる治療法

■「関節包内矯正」で関節液がよみがえる

変形性股関節症は初期のうちに適切な処置をすれば、ほぼ完治しますし、すでに進行期にあっても日常生活に困らないレベルまで回復することができます。私が、「適切な処置」として行っているのは「関節包内矯正」という治療です。

関節は、硬い骨同士が直接ぶつからないよう、クッション機能を持つ「関節軟骨」で覆われています。骨同士も「関節包」と呼ばれる袋の中に収まり、袋の中は関節の動きを潤滑にし、痛みを消す働きもある「関節液」で満たされています。

ところが、関節包内の骨や軟骨同士は、非常にぶつかりやすいのです。たとえば悪い姿勢を続けていたり、衝撃や荷重が加わったりすると、引っかかってしまう。私はこの状態を「ロッキング」と呼んでいますが、実は、変形性股関節症も股関節の関節包内のロッキングによって引き起こされていることが少なくありません。

そこで私は、股関節内の引っかかりを手技で解消し、関節腔（関節包の内側の本来、関節液で満たされている場所）を開いて十分なスペースを与えて骨同士がスムーズに動ける状態に戻します。これが、関節包内矯正です。関節包内矯正を行うとロッキングが解消し、関節腔に関節液が満たされるので動きがグンとよくなり、痛みも消えます。その状態をキープできれば、痛みが再発することもありません。

■セルフケアが予防と改善のカギ

クリニックでの治療と同じか、それ以上に私が重要視しているのは、患者さんがご自宅で行うセルフケアです。セルフケアには、2つの大きな柱があります。

ひとつは、マッサージやストレッチなどによって関節腔を開く体操。いわば「簡易版・関節包内矯正」です。これについては第2章～第3章で詳しく解説します。もうひとつは、正しい姿勢。そのために正しい生活習慣を心がけること。このことで股関節への負担が減り、関節腔が開いて関節液がよみがえります。これについては第4章で解説します。

第2章

「関節液」よみがえり体操

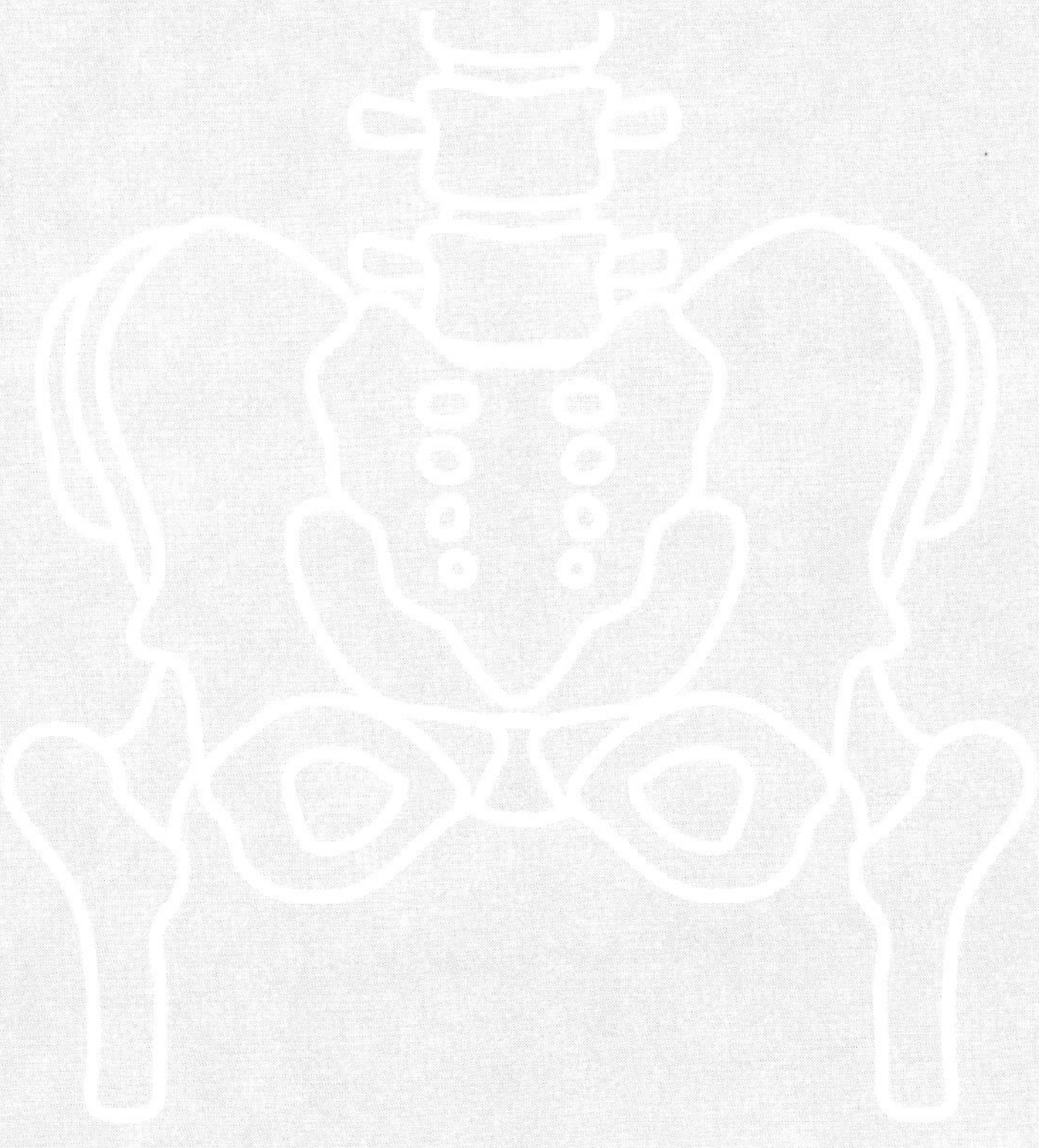

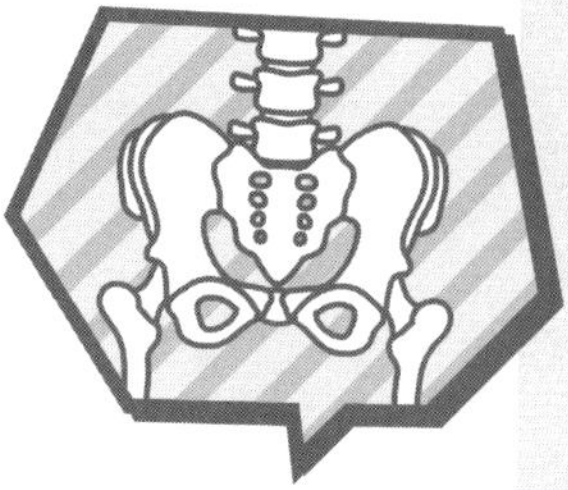

セルフケアをするにあたって気をつけること

毎日続けることが重要

変形性股関節症の改善には、セルフケアを行うことがとても重要です。そこでこの章では、セルフケアの方法として、関節液をよみがえらせ、痛みを軽減する効果のある体操をご紹介しましょう。私が、股関節に不具合や痛みがある患者さんに「関節包内矯正」という治療を行っていることは先述のとおりです。ここでご紹介するのは、それに近い効果をご自宅で継続的に得られる方法として考えたものです。私は「簡易版・関節包内矯正」と呼んでいます。

体操の狙いは、固まって動きが悪くなっている股関節の、関節包の中に関節液を取り戻すこと。そのために、関節をひっぱったり押したりしてゆるめ、関節包内にある骨同士の引っかかりを解消していきます。毎日続けることで、股関節の状態を、完治とまではいかないまでも、日常生活にほとんど支障がないレベルにまで回復させることができます。痛みもさほど気にならなくなるでしょう。「いつのまにか痛みが消えてしまった！」という患者さんも、多くいらっしゃいます。

■少し痛みを感じるぐらいまでやるのがコツ

体操を行う際のコツは「思い切りやること」です。関節を押したり、筋肉をひっぱったりする体操がありますが、そのときはしっかりと力を加えることが大切です。はじめのうちは、力をかけたときに少し痛みを感じるでしょう。そうすると、「骨が折れたらどうしよう」「かえって関節を痛めないかしら」と、力を抜いてしまう人が多くいらっしゃいます。

しかし、痛みを感じるというのは、関節が動いていない（固まっている）証拠。股関節の不具合を改善するには、その痛みを超える必要があるのです。関節が正常に動くようになれば、痛みを感じることはなくなるので、ご安心ください。

もちろん痛みの感じ方は人それぞれなので、やりすぎは禁物ですが、「少し痛みを感じるぐらい」を目安にしてください。

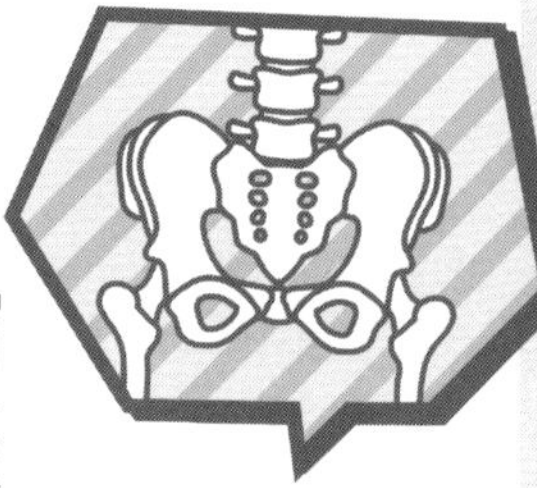

足のつけ根プッシュ体操

「簡易版・関節包内矯正」の基本となるのが、「足のつけ根プッシュ体操」です。

やり方は簡単。仰向けに寝て、股関節の不具合がある側の足のつけ根に、もう片方の足のかかとの先を当てて押すだけです。ポイントは、太ももの上のほうの、できるだけ足のつけ根に近いところを、力を込めてグーッと押すこと。30秒（慣れてきたら1分間）押して、疲れたら少し休み、再度プッシュ、を3回繰り返しましょう。

硬い床の上で行うのがベストですが、ベッドやふとんの上で行ってもOK。夜寝る前や、朝目覚めたときの習慣にするとよいかもしれません。道具を必要としないので、旅先や出張先などでも行うことができます。歯を磨くような感覚で、毎日続けましょう。習慣的に繰り返すことで、ロッキングした股関節に徐々に柔軟性がよみがえり、本来のスムーズな動きを取り戻せるようになります。

1日1～3回を目安に行いましょう。

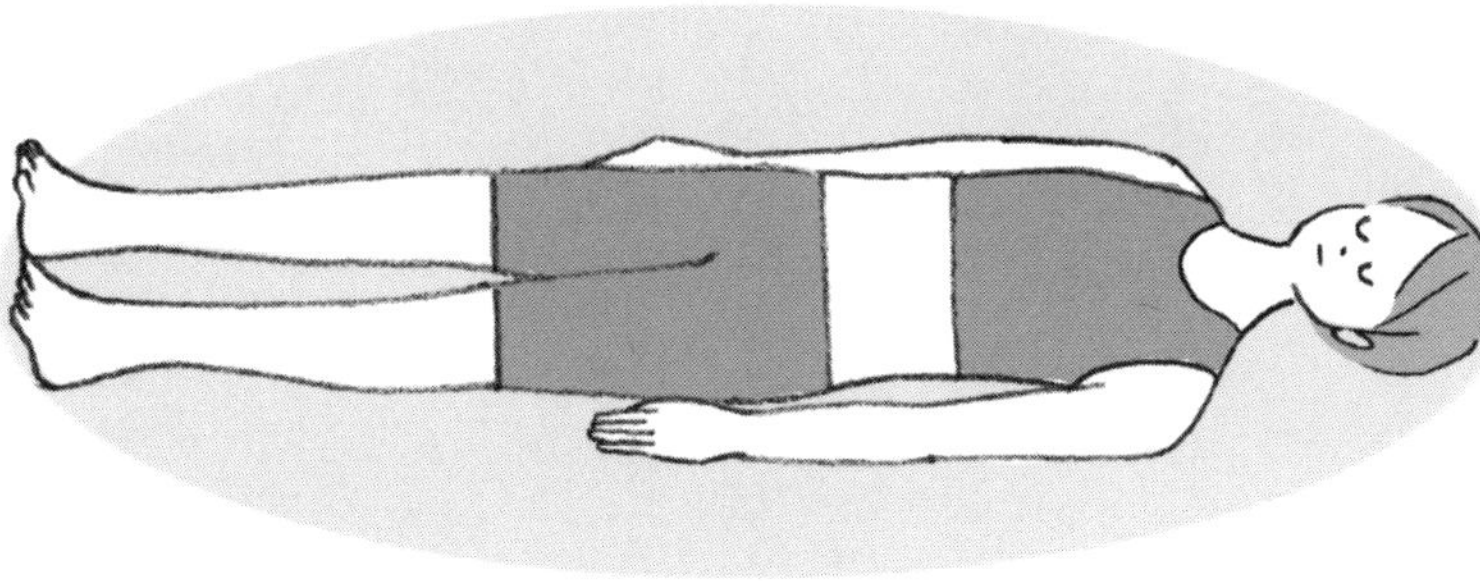

1 床に仰向けになり、下半身の力を抜く。

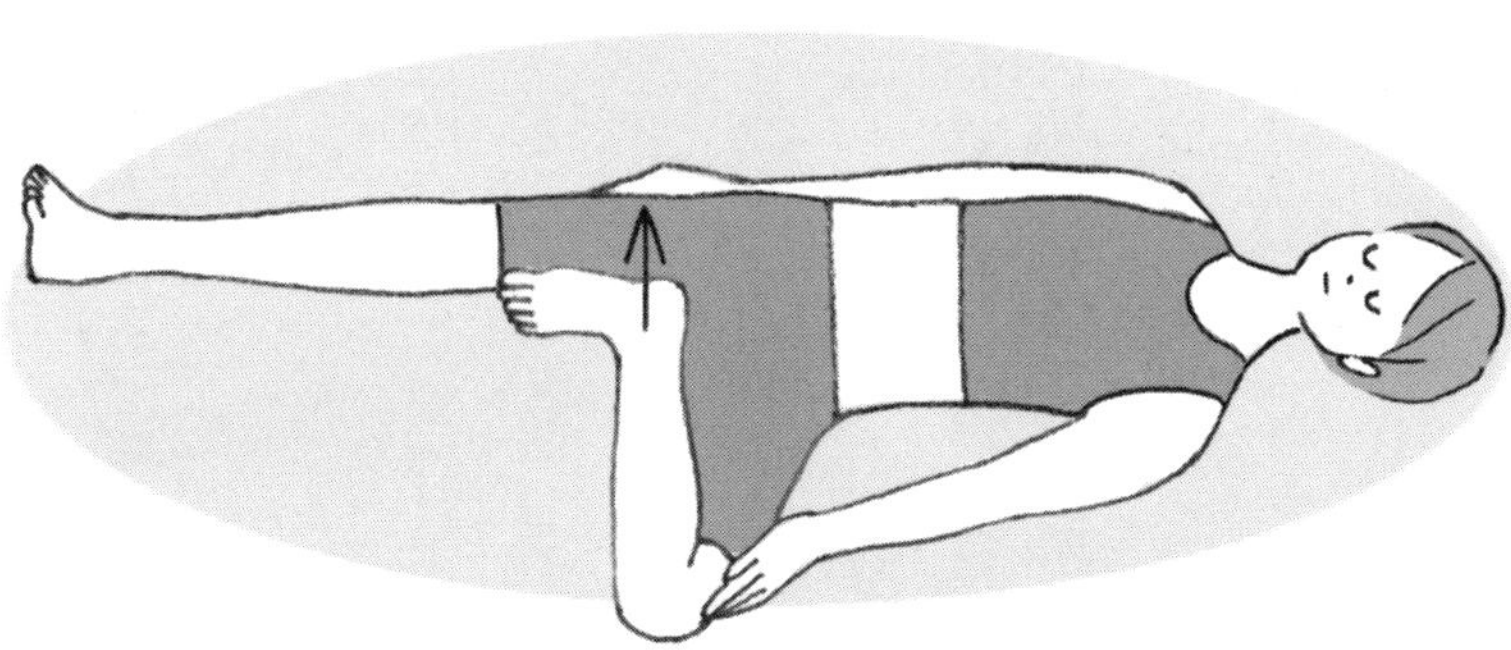

2 股関節に違和感や痛みのある側の足のつけ根を、もう片方の足のかかとの先でグーッと押す（30秒～１分間）。これを３回繰り返す。余裕があれば、反対側も同様に行う。

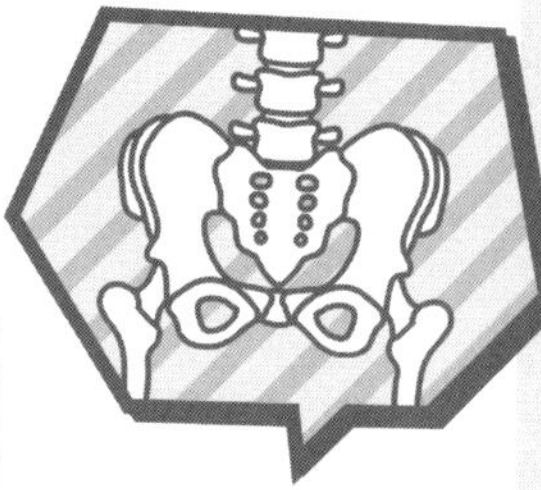

テニスボール・ストレッチ

股関節の右、左の両方に不具合や痛みのある人におすすめしたいのが、「テニスボール・ストレッチ」です。硬式テニスボールを4個、ガムテープ、両足を縛れるくらいの長さのひも（手ぬぐいやタオルなどでもOK）を2本ご用意ください。

まずは、テニスボール4個をガムテープで正方形状にくっつけたものを作ります。そして、平らな場所に腰を下ろし、用意したひもで両足首を縛ります。次に、正方形状のボールを股の間にセット。できるだけ股の奥に押し込むことがポイントです。

ボールをセットしたら、残りのひもで両ひざをきつく縛ります。その状態で、上半身を倒して仰向けになり、ボールを押しつぶすイメージで、できるだけひざと股の間を締めるように力を込めます。ボールに強く力を込めるほど、ボールが反発し、その力で股関節が外側に広がります。変形性股関節症と坐骨神経痛の両方がある人に、特に効果的です。1日1～3回を目安に行いましょう。

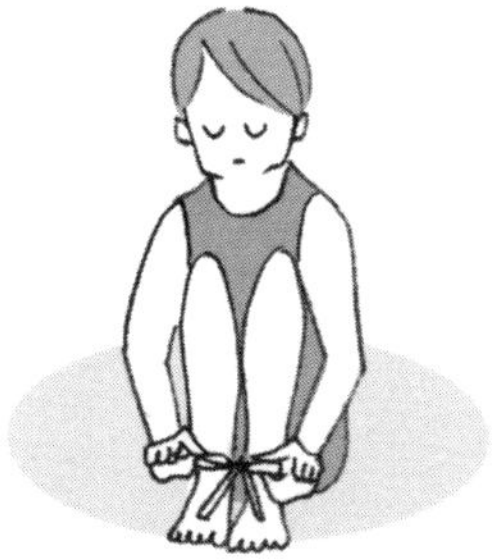

用意するもの

硬式テニスボール４個
ガムテープ　ひも２本

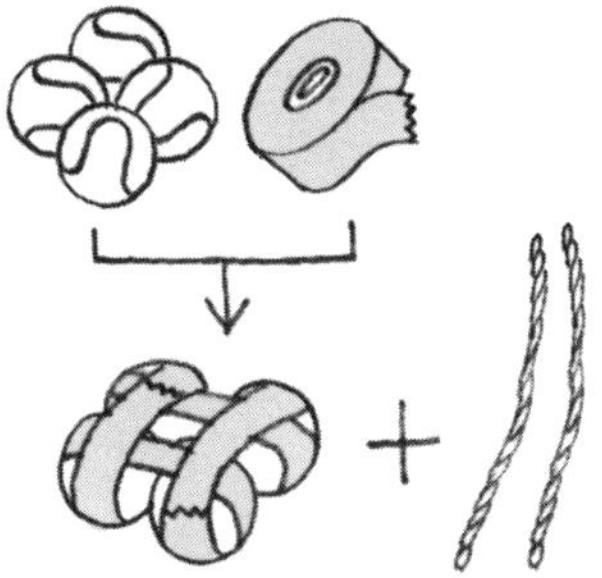

1 床に座り、ひもで両足首をきつく縛る。

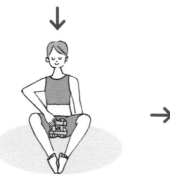

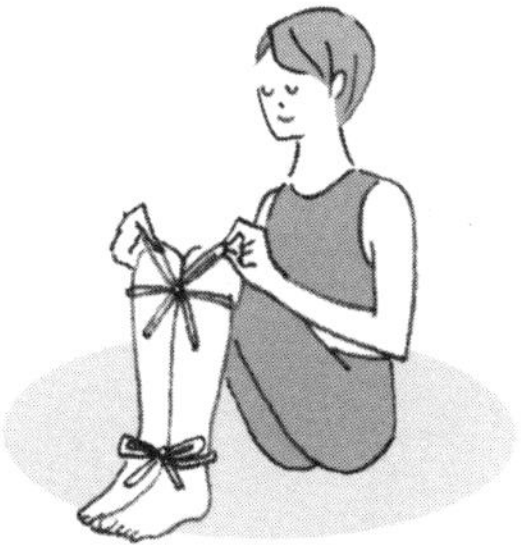

2 テニスボール４個をガムテープで、縦横２個ずつの正方形状にくっつけて、股の奥にセットする。

3 ②のボールを股の奥に押し込み、両ひざをひもできつく縛る。

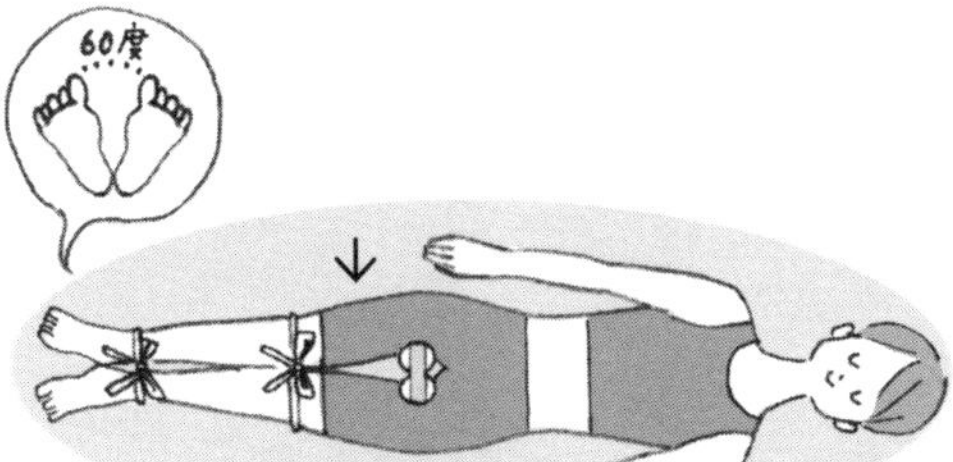

4 足を伸ばして仰向けになり、そのまま５分間キープ。

※ボールをつぶすつもりで！

テニスボールでゴロゴロマッサージ（そけい部）

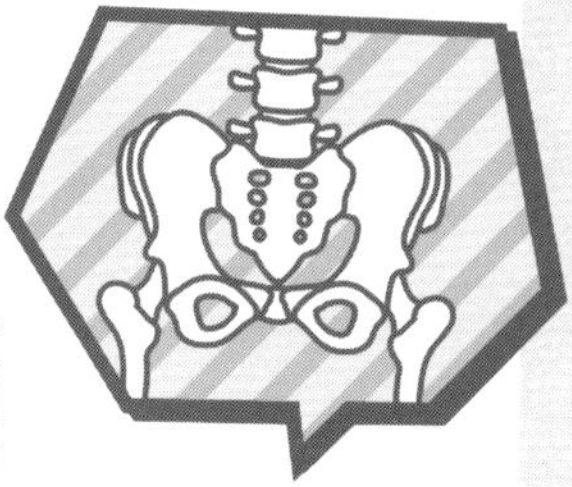

股関節の前側、そけい部（いわゆる「Vライン」）を重点的にほぐすメソッドです。硬式テニスボールを1個、ご用意ください。

痛みのある側のそけい部にテニスボールを当て、床にうつ伏せになります。ふとんやベッドの上でなく、フローリングや畳などの硬い床で行うことがポイントです。ボールの上に体重をかけます。次に、少し体をゆらして、ボールをゴロゴロさせてみましょう。

はじめの数十秒間は痛みだけを感じるかもしれませんが、3〜5分間くらい続けていると、マッサージ効果によってジワーッと温かくなり、股関節がほぐれて痛みがやわらいできます。

そけい部に不具合や痛みのある人は、44ページの「テニスボール・ストレッチ」に加えて、1日3回を目安に行いましょう。

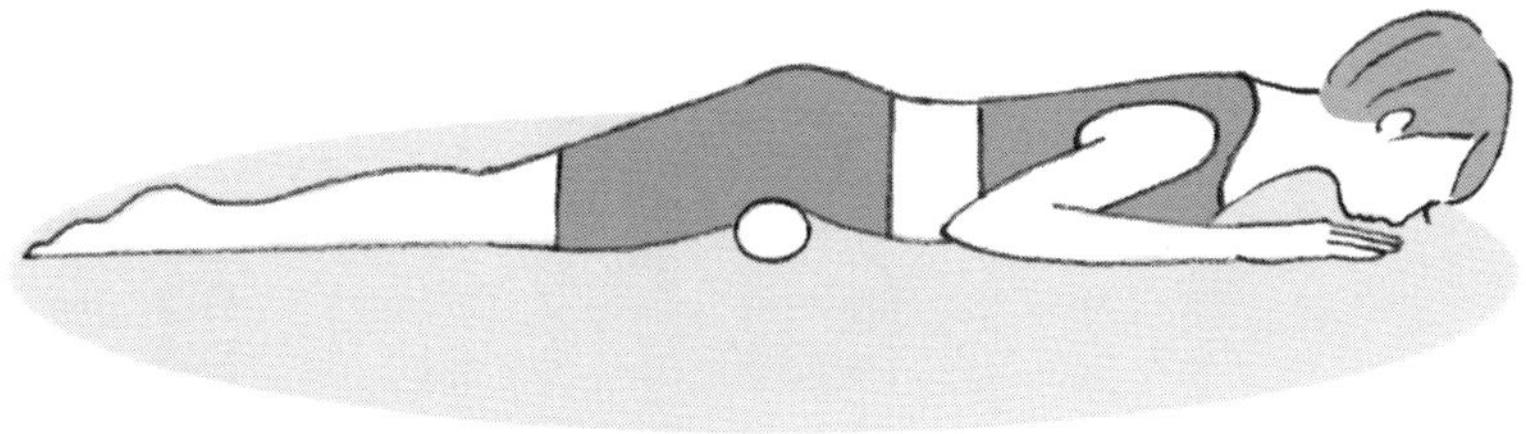

1 痛みのある側のそけい部に、テニスボールを当ててうつ伏せになる。

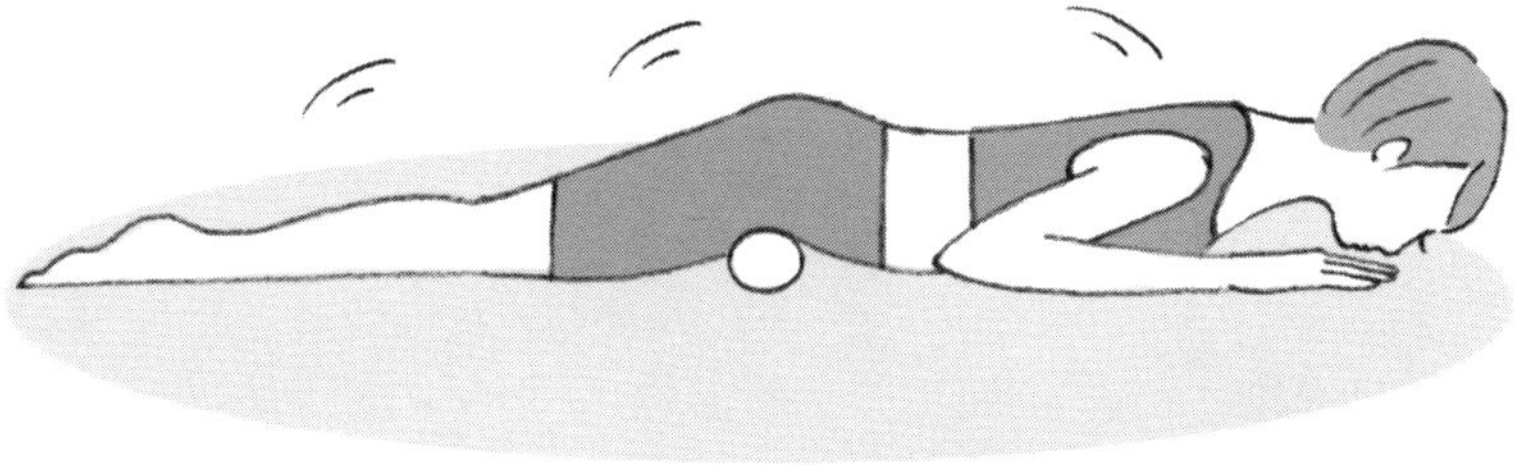

2 ボールの上に体重をしっかりかけ、体をゆらしてボールをゴロゴロさせる。

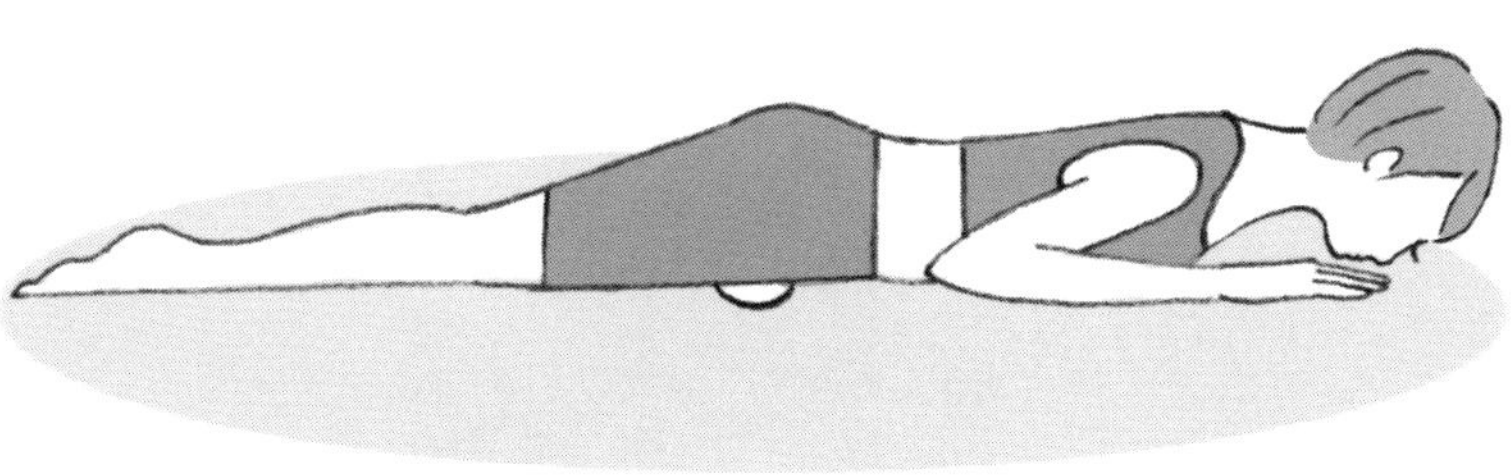

3 余裕があれば、反対側も同様に行う。

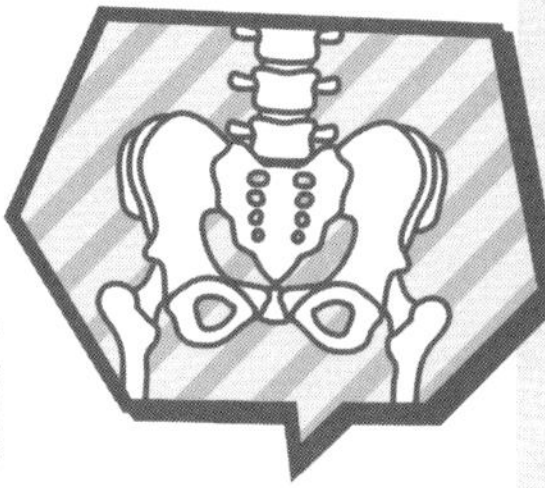

テニスボールでゴロゴロマッサージ（お尻の下）

股関節の後ろ側、お尻のほっぺの下のへこんでいるところに違和感や痛みのある人におすすめのメソッドです。

痛みのある側のお尻の下にテニスボールを当て、床に仰向けになります。そけい部バージョンと同様、硬い床の上で行うことがポイントです。

痛みのない側のひざを上げ、お尻の下のボールに重心を乗せて、体重をかけます。そして、体を少し動かしながらボールをゴロゴロさせましょう。3～5分間続けていると、痛みがやわらいでくるはずです。

ボールに体重を乗せたときに強い痛みを感じると、「揉み返しのように、次の日に痛みが出ませんか？」とよく聞かれますが、お尻のほっぺには脂肪と太くて大きな筋肉（大殿筋）がついているので、ダメージはありません。

「テニスボール・ストレッチ」と併せて、1日1～3回を目安に行いましょう。

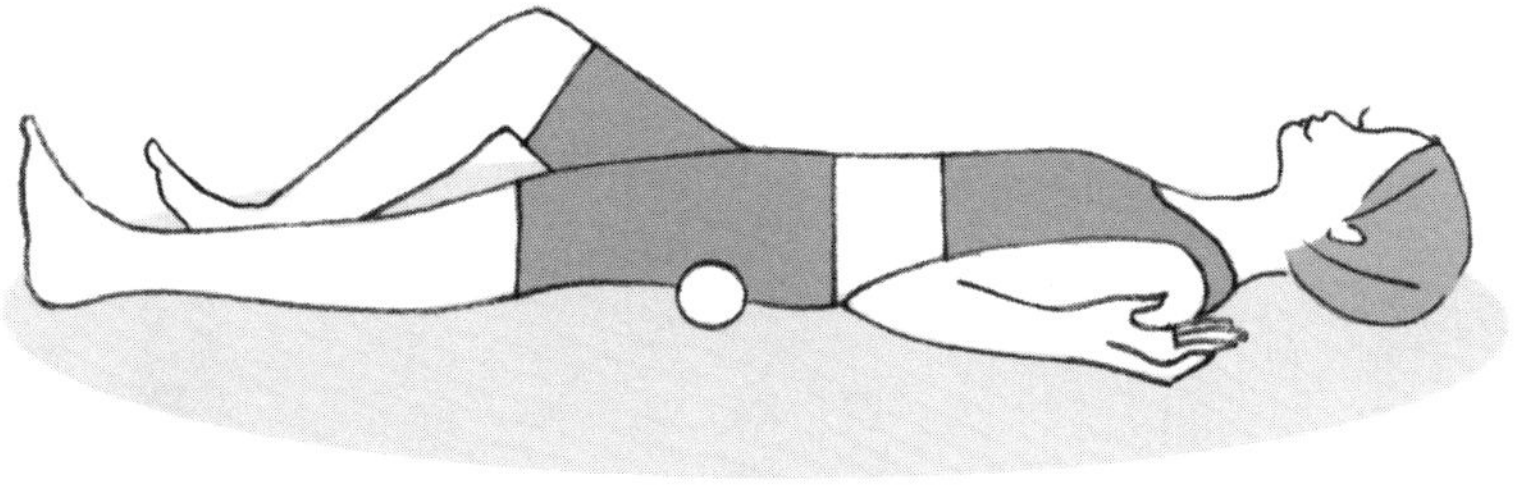

1 仰向けに寝て、痛みのある側のお尻の下にテニスボールを当てる。

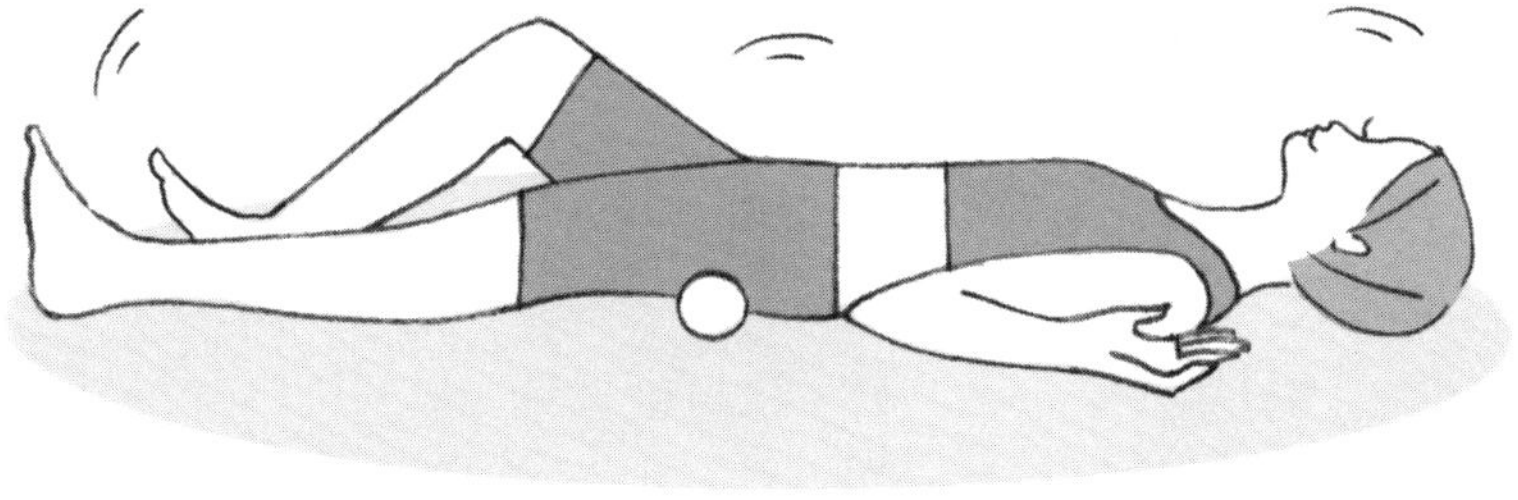

2 痛みのない側のひざを上げ、ボールにしっかり体重を乗せ、体を少し動かしてボールをゴロゴロさせる。

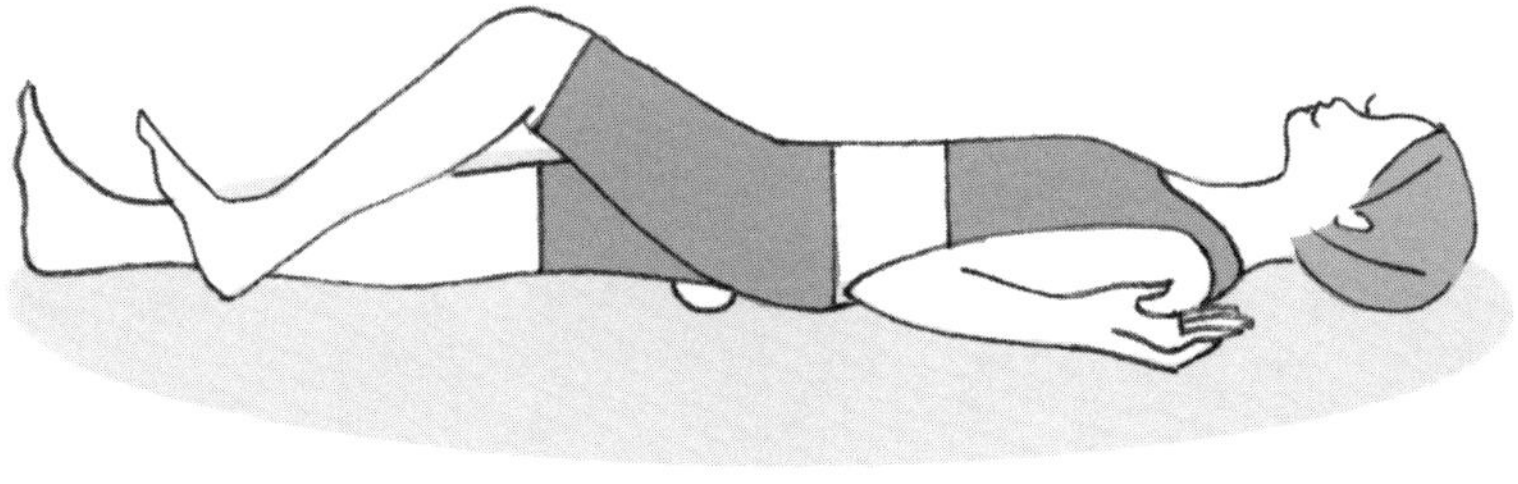

3 余裕があれば、反対側も同様に行う。

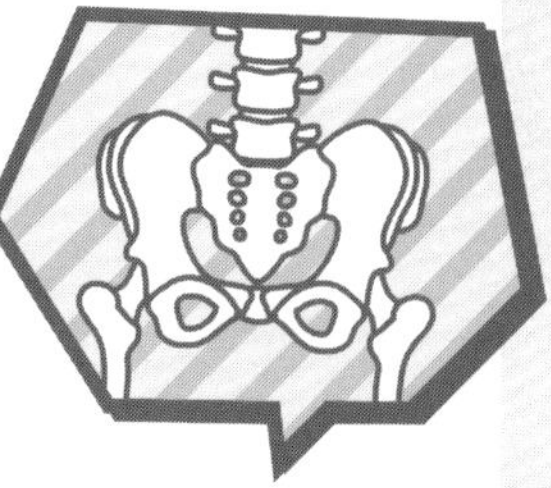

テニスボールでゴロゴロマッサージ（お尻の横側）

変形性股関節症が進むと、お尻の横側についている中殿筋が使われすぎて、だるくなったりハリが出てきたりします。このメソッドは中殿筋をほぐす効果があるので、お尻の横側がだるい、痛みがあるという人はぜひ、行ってください。

まず、違和感や痛みのある側の中殿筋（腰骨が一番出ているところの上あたり）にテニスボールを当て、当てた側を下にして硬い床に横向きに寝そべります。

次に、ボールに体重を十分乗せます。これだけでも中殿筋がほぐれてきますが、体を少しゆらしながらボールをゴロゴロさせると、マッサージ効果が高まります。その状態を3～5分間、続けましょう。お尻の横のだるさやハリが取れてくるはずです。

このメソッドは、特に臼蓋形成不全や先天性股関節脱臼による股関節の違和感や痛みの解消に有効です。

1日1～3回を目安に毎日行うことをおすすめします。

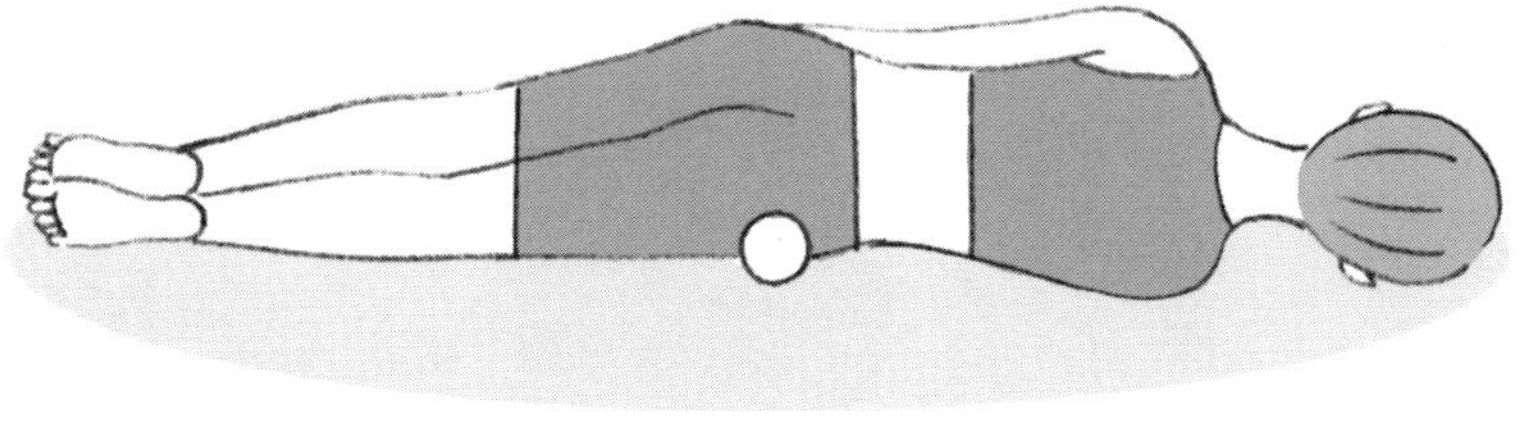

1 違和感や痛みのある側の中殿筋にテニスボールを当て、横向きに寝そべる。

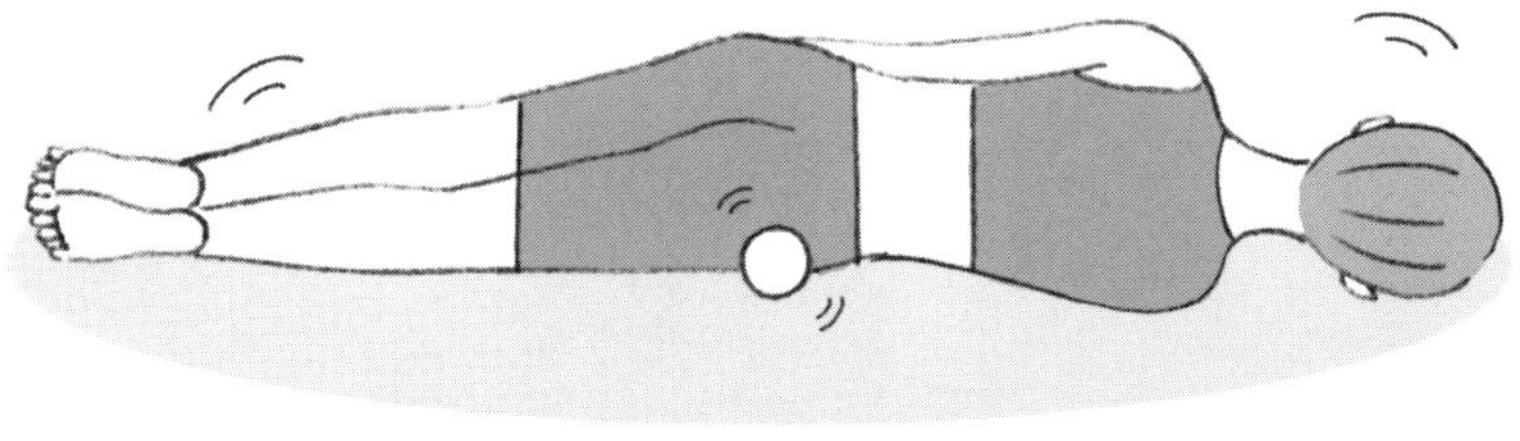

2 ボールに体重をしっかり乗せて体をゆらし、3～5分間、ボールをゴロゴロさせる。

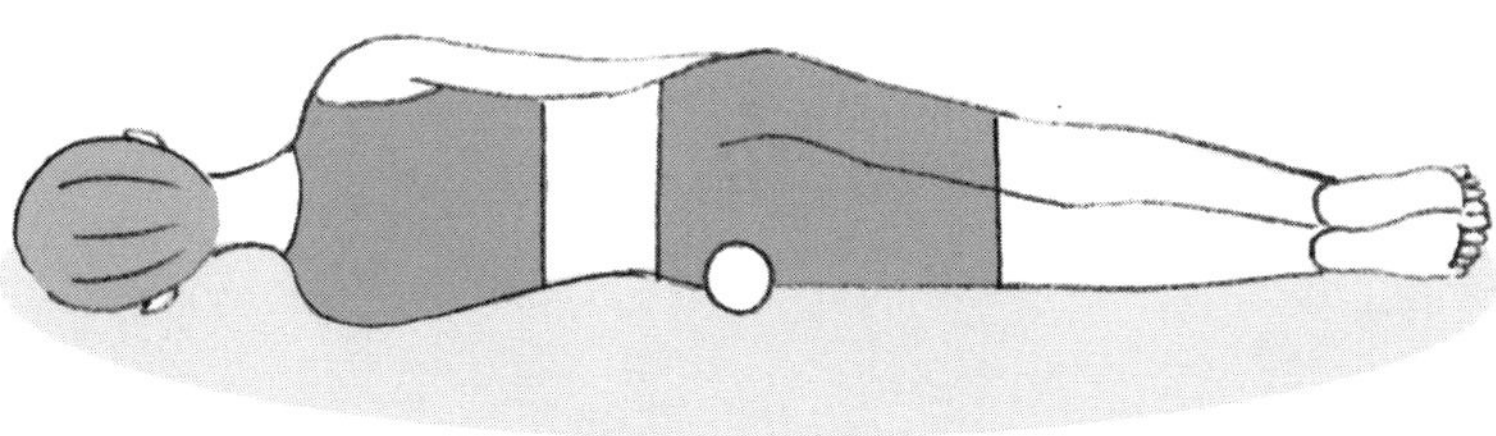

3 余裕があれば、反対側も同様に行う。

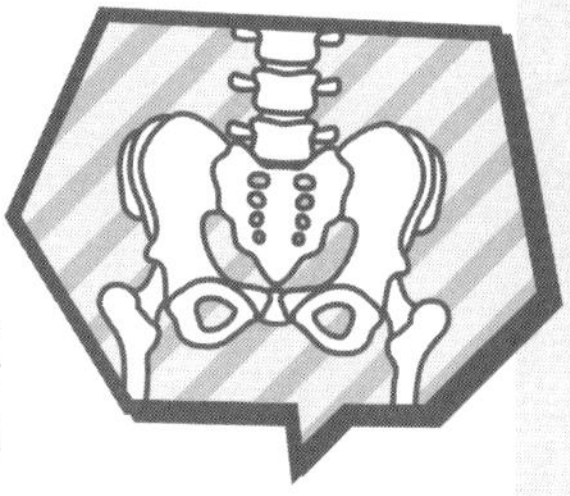

両足乗せ体操（前側）

次に、テニスボールを使わずに股関節をマッサージする方法を伝授しましょう。両足をイスに乗せ、上体の重みも利用しながら、股関節に対して「引き離す力」を加えていきます。「両足乗せ体操」には、前側（そけい部）バージョンと後ろ側（お尻の下）バージョンの2つがあります。まずは、前側バージョンから。

座面が少し高めのイスをご用意ください。そしてまず、床に四つん這いになってから、両足をイスに乗せます。足のつけ根までの部分をイスに乗せ、そけい部が座面のへりに当たるくらいのところにセッティングするのがポイントです。

次に、両肘を床につけて上体を低くします。上半身の重みが座面のへり（そけい部が当たっているところ）にかかってくるはずです。このバランスを保ちながら3～5分間体を少しゆらしていくと、そけい部を効果的にマッサージでき、股関節がほぐれていきます。1日3回を目安に行いましょう。

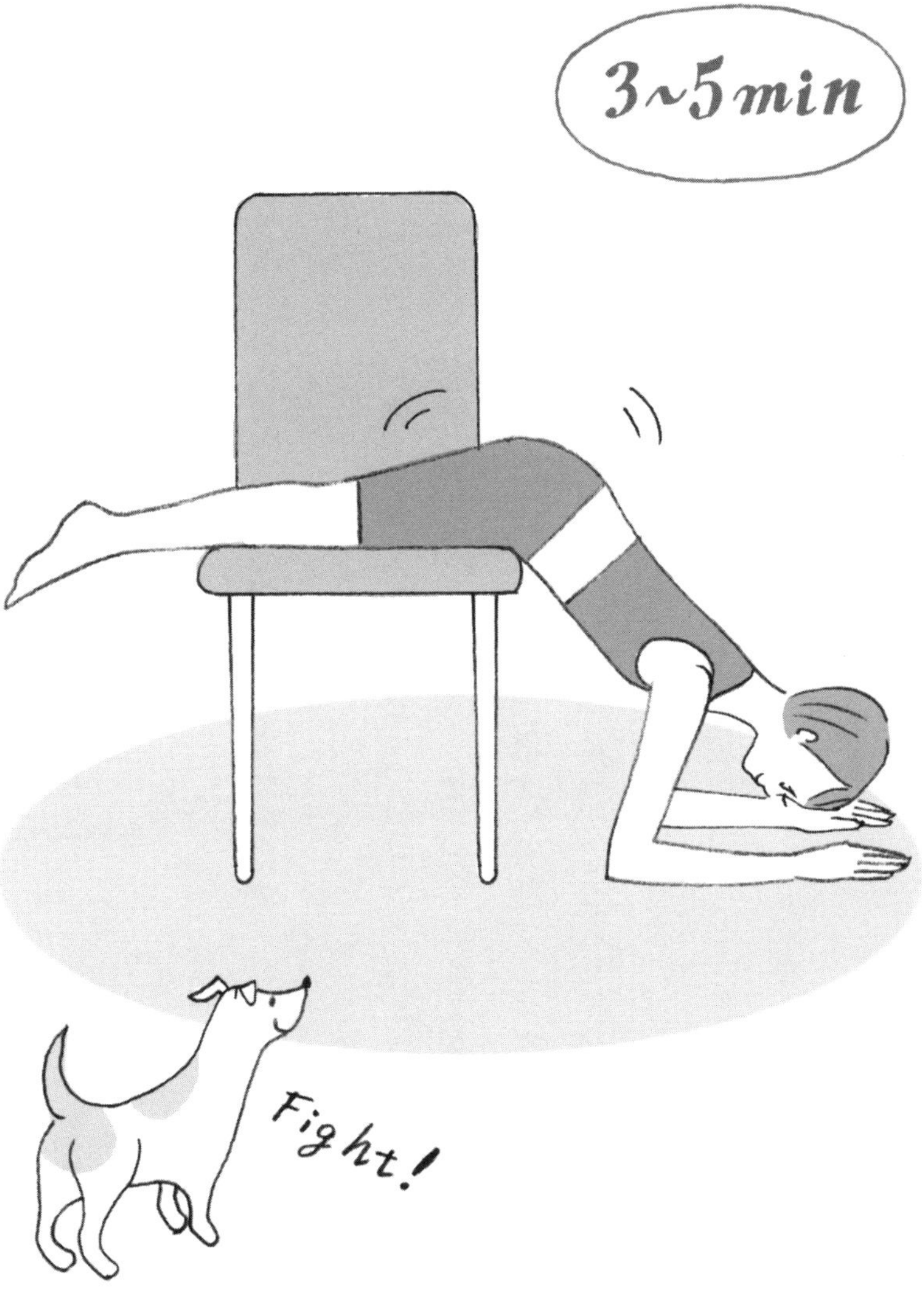

そけい部を、イスの座面のへりに当てるようにする。
両肘を床につけ、上半身の重みがそけい部にかかるようにする。

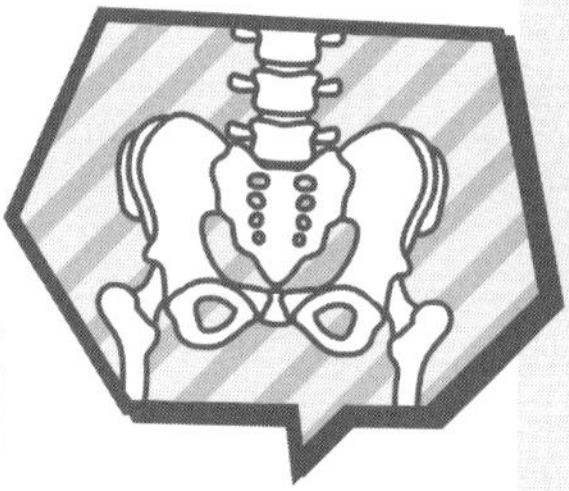

両足乗せ体操（後ろ側）

股関節の後ろ側、お尻の下をマッサージする体操です。こちらも、イスを1脚ご用意ください。

まず、仰向けに寝て、両足をイスに乗せます。ポイントは、ひざから下を座面の奥深くまで乗せ、お尻が床から少し浮くくらいにセッティングすること。そうすると、上半身の重みによって足がひっぱられ、股関節を引き離すような力がかかります。その状態を保ちながら3〜5分間、足首や体を少しゆらしていくと股関節が刺激され、特にお尻の下を効果的にマッサージすることができます。

上半身を床にべったりつけた状態でイスに足を乗せると、股関節を引き離すような力はかかりません。両肘で上半身の重みを支えながら、床からお尻を浮かせるようにしてください。1日3回を目安に行いましょう。

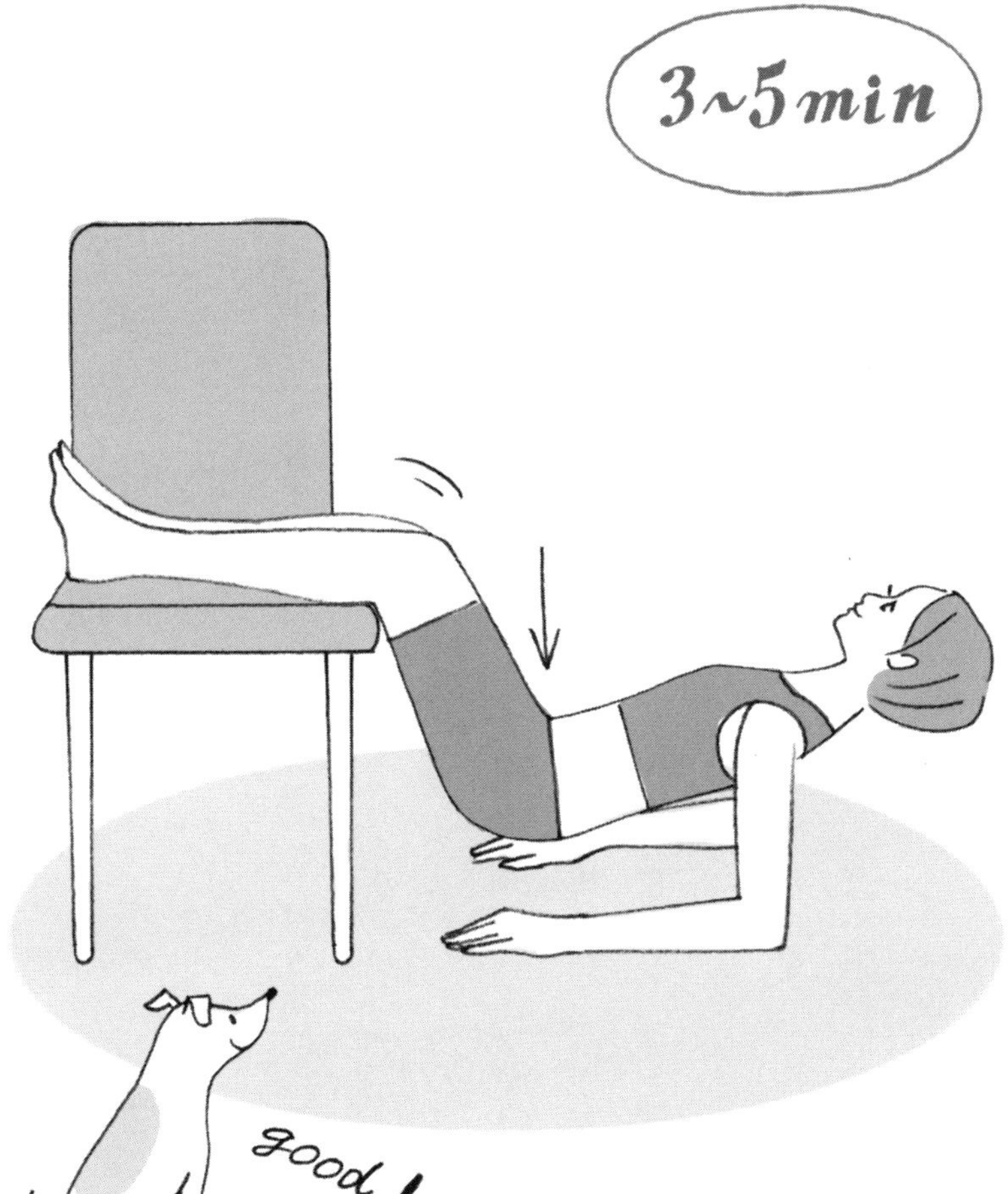

仰向けに寝て、両足をイスに乗せる。このとき、お尻が床から少し浮くように。
上半身の重みで、股関節をひっぱるようにする。

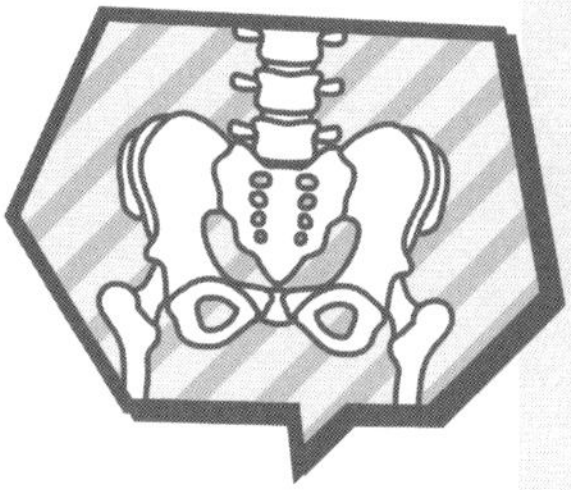

足ひっぱり体操

つまった股関節のすき間を広げるのが「足ひっぱり体操」。自分でひっぱるバージョンと人にひっぱってもらうバージョンの2種類があります。いずれも、44ページの「テニスボール・ストレッチ」と併せて行うとよいでしょう。

自分でひっぱるバージョンでは、1~2メートルのロープやひもを用意し、その一方の端を、ひっぱっても動かないもの（タンスの脚や柱など）に、もう一方を股関節の悪い側の足首にくくりつけます。そして仰向けになり、体を遠くへ引き離していきます。ロープがピンと張った状態でぐいぐいひっぱるようにすると、効果的です。

人にひっぱってもらうバージョンは、まず仰向けになり、タンスの脚や柱などに、両手でしがみつきます。パートナーに、股関節の悪い側の足首を持ってもらい、できるだけぐいぐいひっぱってもらいましょう。このとき、両手がタンスや柱から離れないよう、しっかりしがみつくことがポイントです。1日3回を目安に行いましょう。

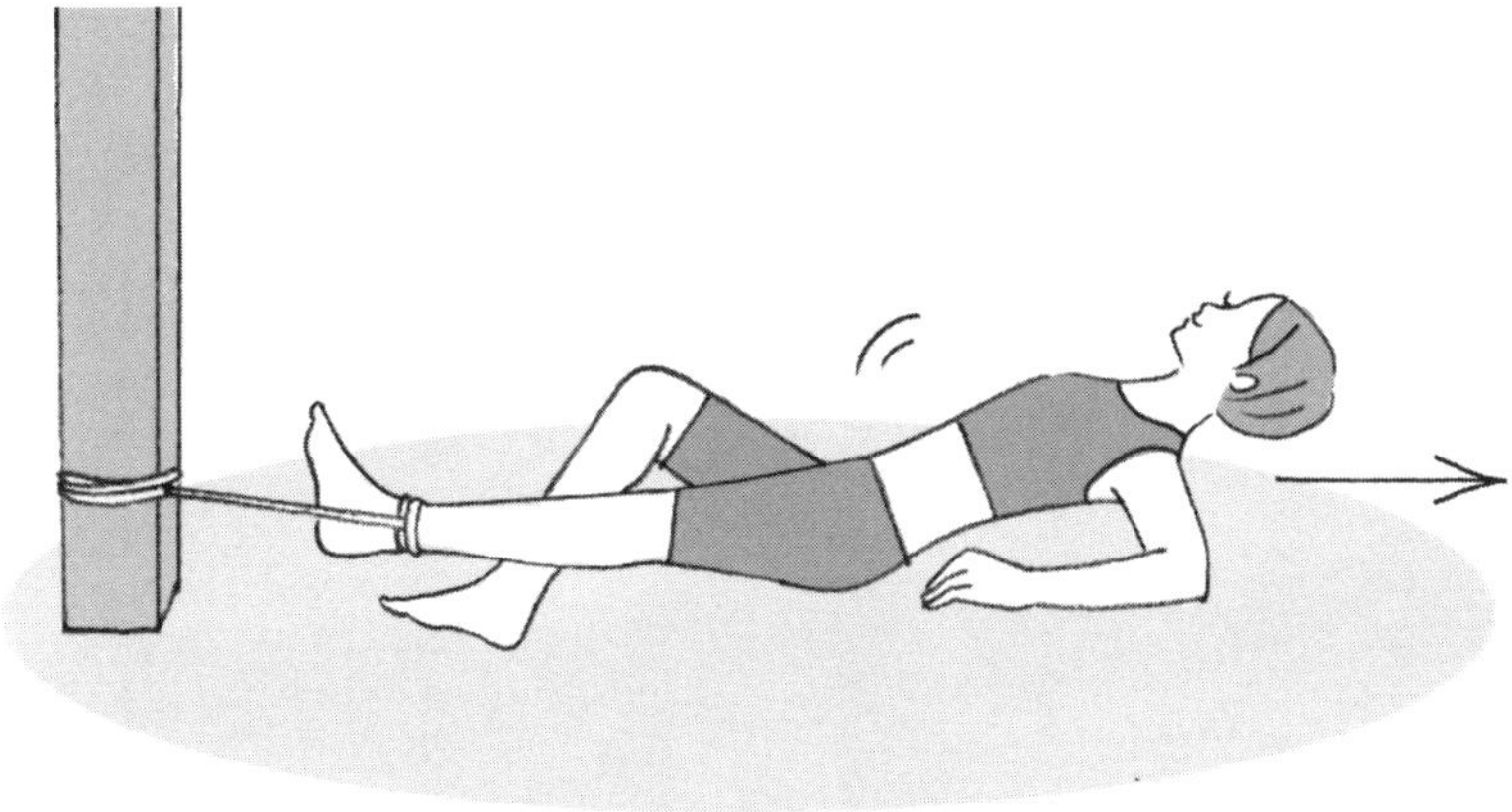

自分でひっぱる場合

ロープやひもなどで、タンスの脚や柱と股関節の悪い側の足首とを結ぶ。仰向けになり、体を遠くへ引き離すように、3～5分、ぐいぐいひっぱる。

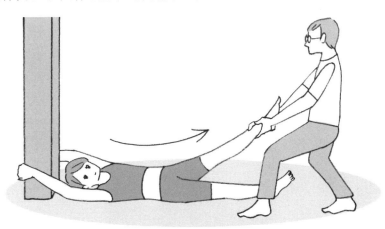

人にひっぱってもらう場合

仰向けになり、タンスの脚や柱などに、両手でしっかりしがみつく。パートナーに股関節の悪い側の足首を持ってもらい、3～5分、ぐいぐいひっぱってもらう。

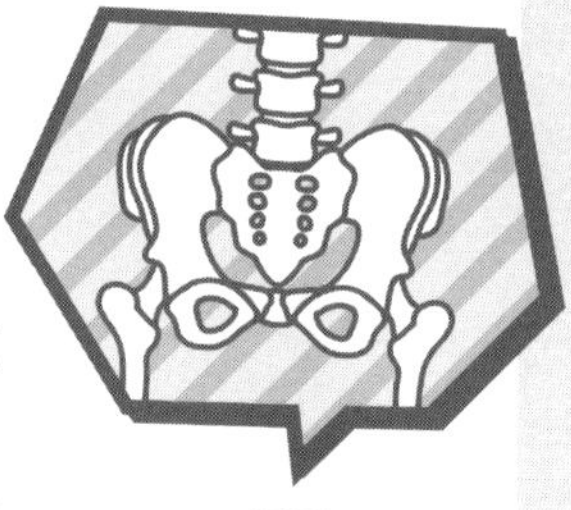

股関節ストレッチ（股関節まわし）

大きく姿勢を変えることがなく、道具や準備も必要がないので、外出先でも手軽に行える「股関節ストレッチ」をご紹介します。

変形性股関節症の「前股関節症」や第1ステージにある場合、股関節が少し引っかかるような、「なんかヘンだな？」程度の違和感を覚えることがあります。そうしたとき、このストレッチを行うといいでしょう。早く効果を得られやすいのが特徴です。

まずは、「股関節まわし」。よく、サッカー選手が試合開始前などにやっている、あれです。背筋を伸ばして立ち、腰に手を当てます。次に、股関節の悪い側の足をひざの角度が90度くらいになるまで上げ、そのまま横に開きます。その開いた足を元の位置に戻せば終了。股関節が回転するのを意識しながら、5～10回、繰り返しましょう。なお、ふらつきが心配な場合は、柱やイスにつかまりながら行ってもOKです。

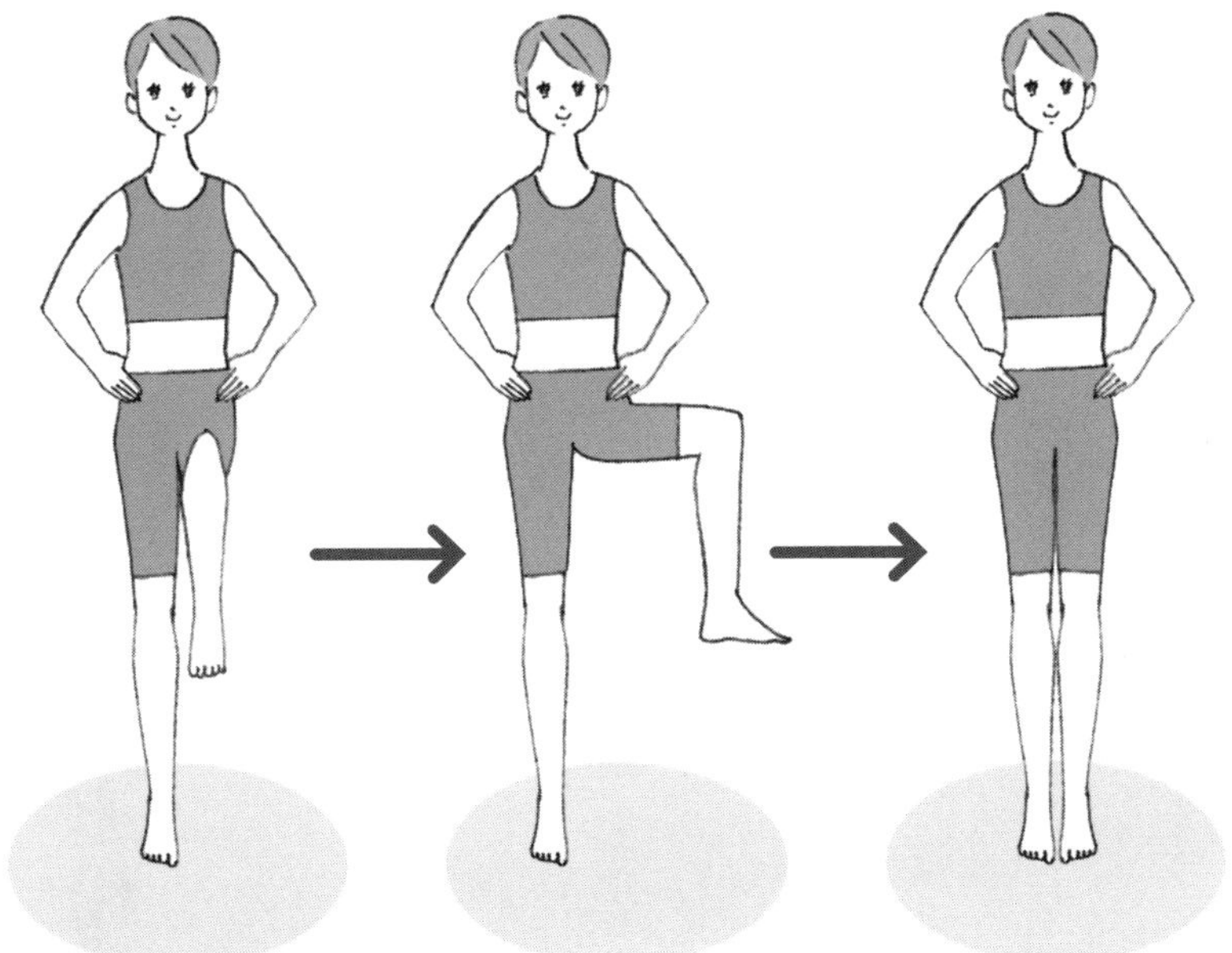

1 姿勢よく立ち、腰に手を当て、股関節の悪い側の足の太ももを前に上げる。ひざの角度が90度くらいになるように。

2 上げた足を、そのまま横に開いていく。

3 開いた足をゆっくり戻す。5～10回繰り返す。

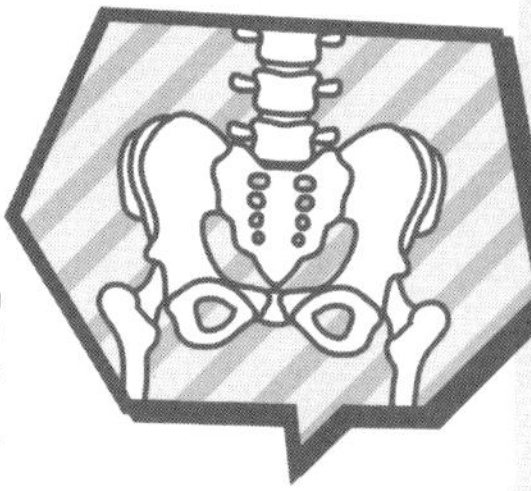

股関節ストレッチ（違和感解消キック）

「股関節まわし」よりも、さらにシンプルで簡単なのが「違和感解消キック」です。股関節の、ちょっとの引っかかり程度であれば、足を強めにキックするだけで、即解消することが少なくありません。

たとえば、自分の横にアルミ缶が転がっているとイメージしてください。そして、それを股関節が悪い側の足のかかとで、勢いよくつぶすようなつもりで、足を斜め下方向へ蹴ります。ポイントは、力を込めて強く蹴ることと、地面は蹴らずに足を空中でストップさせること。数回繰り返すうちに股関節がストレッチされ、違和感が薄らいでくるはずです。

股関節まわしと同様、このストレッチも場所を選ばず、家事や仕事の合間に行うことができるのが利点です。股関節がちょっとヘンだな、と感じたら、ぜひ試してみてください。1日1〜3回を目安に行いましょう。

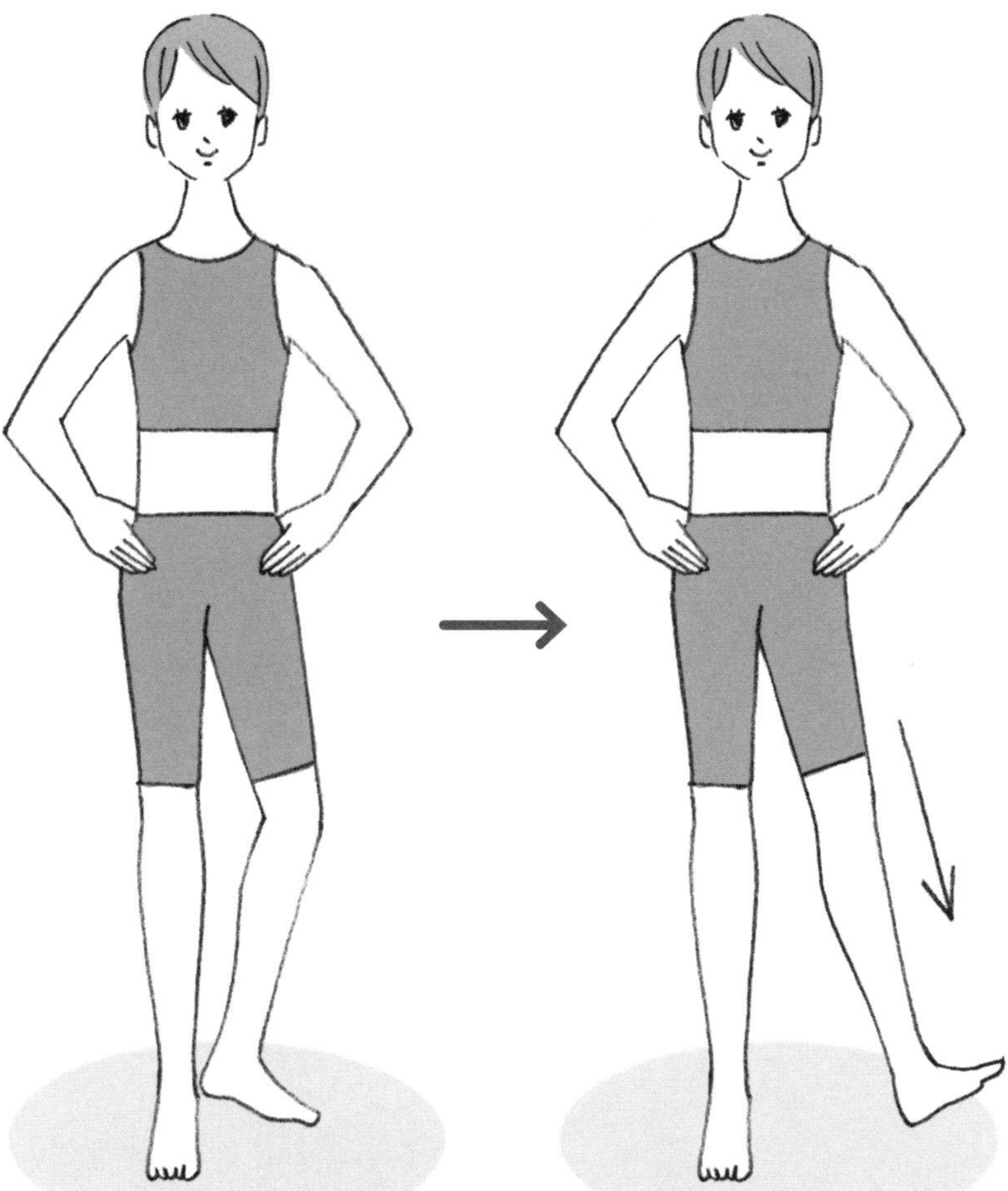

1　股関節が悪い側の足を少し上げる。

2　1の足のかかとで斜め下方向へ、思いっきり強く蹴る。

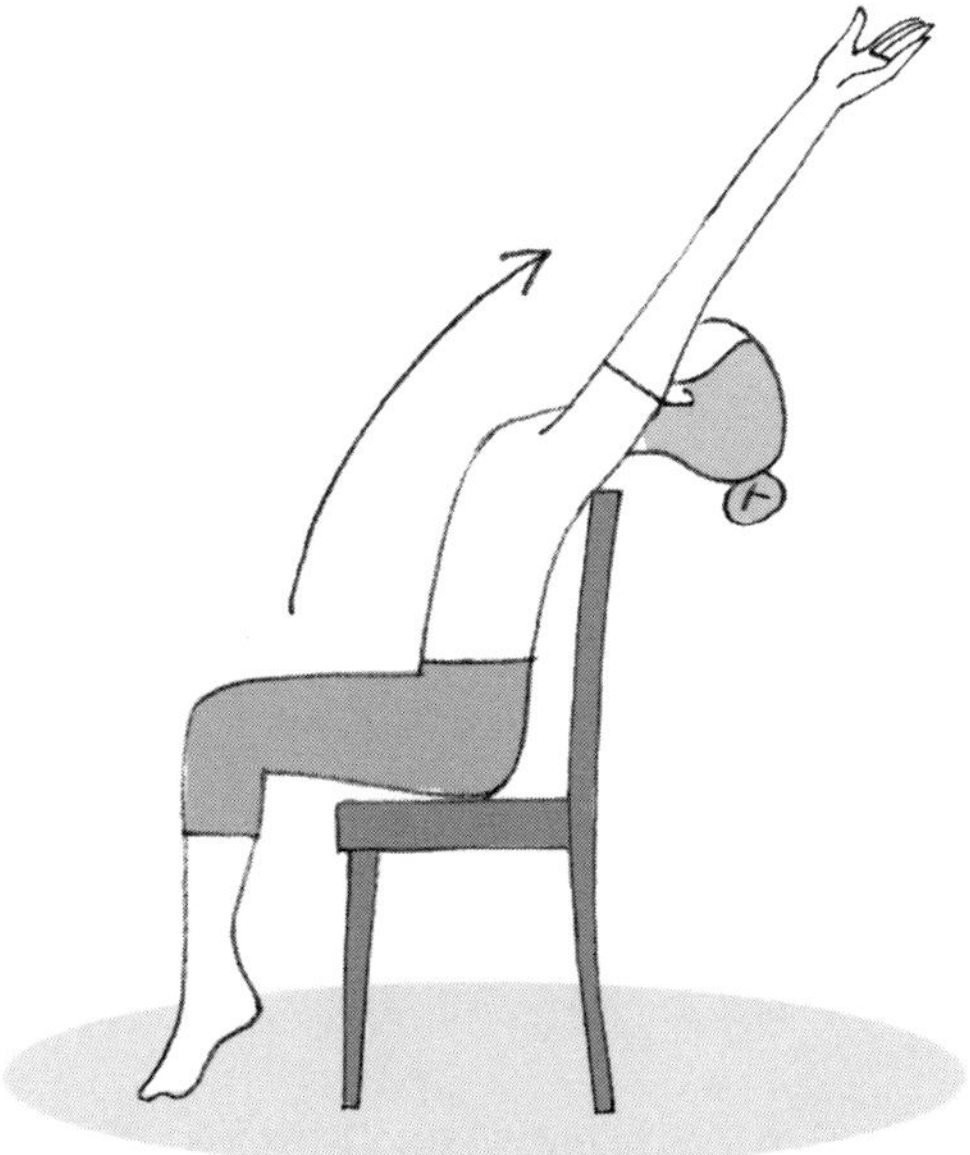

第3章

「関節液」を間接的に よみがえらせる体操

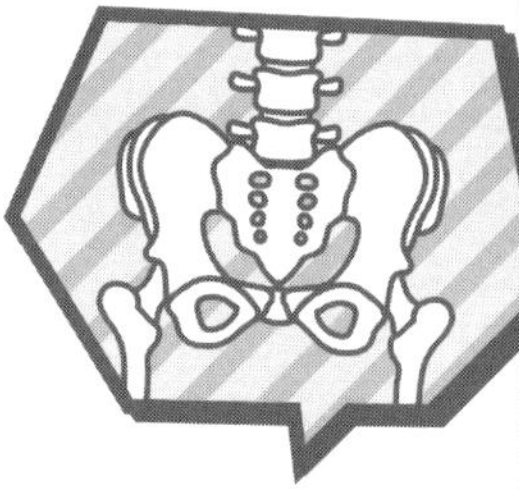

股関節に間接的に効くメカニズム

体全体の関節を歯車としてとらえる

人間の体は、２００個以上の骨が組み合わさって構成されています。その骨と骨のすき間をつないでいるのが「関節」です。私たちの体には、関節が数百個あるといわれています。

関節のしくみは、機械の「歯車」にたとえることができます。機械は大小さまざまな歯車が噛み合い、連係しながら動いています。歯車のうち、ひとつでも錆《さ》びついたり噛み合わなくなったりして動かなくなると、連係しているほかの歯車にまで影響します。それを放置していると、いずれ機械全体が壊れてしまうでしょう。

人間の体も同様に、ひとつの関節が錆びついて動きが悪くなると、その周囲の筋肉や靭帯にストレスがかかり、連係しているほかの関節にも影響が及んでしまいます。

股関節と仙腸関節が密接に関係していることはお話ししましたが、体全体の関節を歯車としてとらえると、仙腸関節以外の関節も当然ながら、股関節と連係していま す。さらに、股関節まわりの筋肉の状態も、股関節に大きく影響するのです。

首や肩などの不具合も変形性股関節症の要因に!?

股関節に影響するのは、仙腸関節のほか、首や肩、ひざの関節、そして大腿四頭筋や大殿筋、中殿筋、腸腰筋など股関節まわりの筋肉です。

たとえば、ひざの関節に不具合があってその動きが悪くなれば、体重や足からの衝撃を受け止めきれません。その分、股関節への負担が大きくなり、関節包内のすき間が狭くなってしまいます。股関節は大腿四頭筋が縮むことによって曲げることができるので、大腿四頭筋が柔軟性を失ってしまうと、股関節の動きが悪くなってしまうのです。股関節を健康に保つには、股関節に関連する関節や筋肉も、健《すこ》やかな状態に保たなければならないのです。

この章では、股関節に関連する関節や筋肉の機能を高める体操の方法をご紹介します。アンチエイジング効果も高いので、ぜひ行ってみてください。

腸腰筋ストレッチ

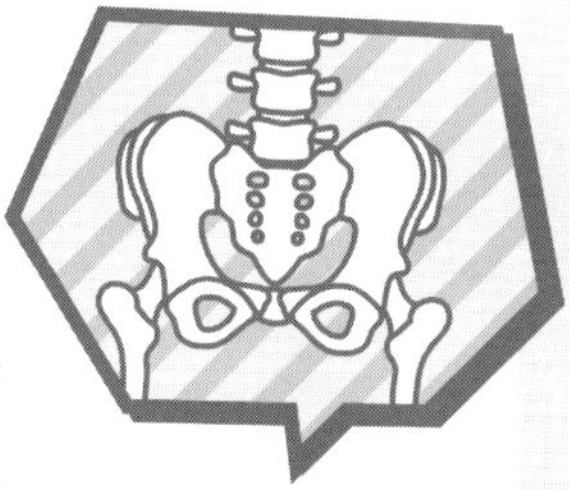

股関節の前面に、「腸腰筋」という筋肉があります。上のほうは腰椎（背骨の腰の部分）に付着し、股関節の前面を通って、下のほうは大腿骨に付着しています。腸腰筋が硬くなると、股関節の動きに支障をきたします。さらに、腸腰筋と重なって「大腿直筋」があるのですが、その最上部も悪い姿勢をとると硬直し、股関節に悪影響を及ぼします。「腸腰筋ストレッチ」は、硬くなった腸腰筋と大腿直筋をほぐすものです。腸腰筋の柔軟性が回復すると、その最上部でつながっている腰椎の動きもスムーズに。また、仙腸関節に適度な刺激を与えられるので、仙腸関節の機能向上にもつながります。その結果、股関節の状態が改善し、機能が回復していきます。

ポイントは、片ひざ立ちをしているほうの足のつけ根あたりが、グーッと伸ばされるように行うこと。なお、イスにひざを乗せて行うと、ストレッチの強度がアップします。1日1～3回を目安に行いましょう。

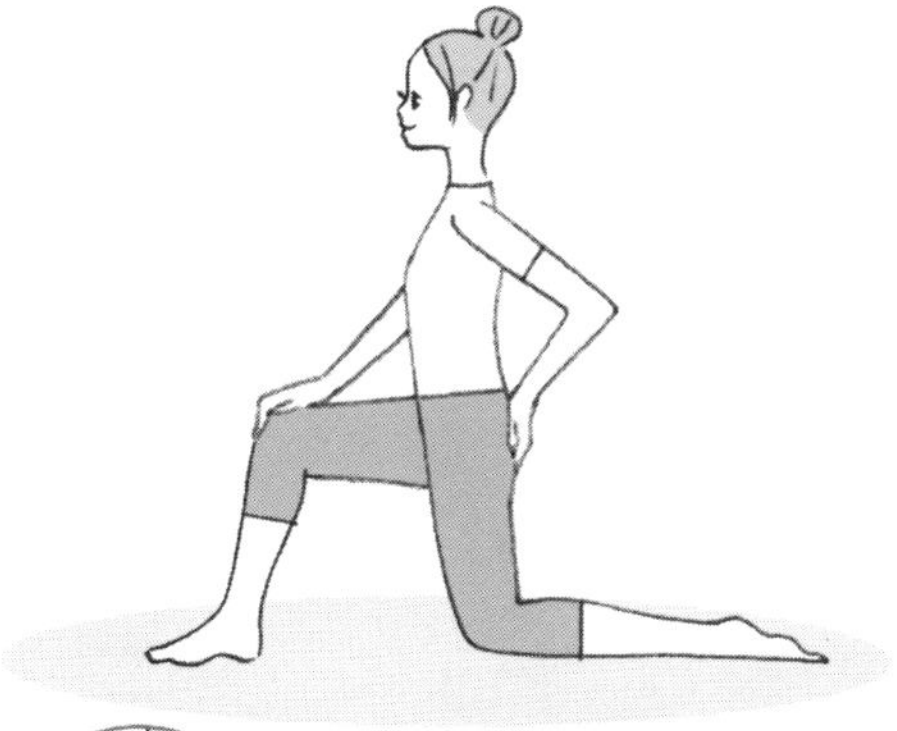

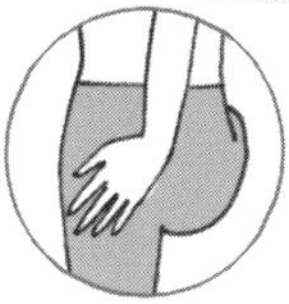

1 股関節に違和感や痛みがあるほうのひざを床につけ、反対側の足は前方正面に出し、「片ひざ立ち」の姿勢になる。ひざをついているほうの腕を後ろに回し、手のつけ根を仙腸関節（P.35参照）のあたりに当てる。

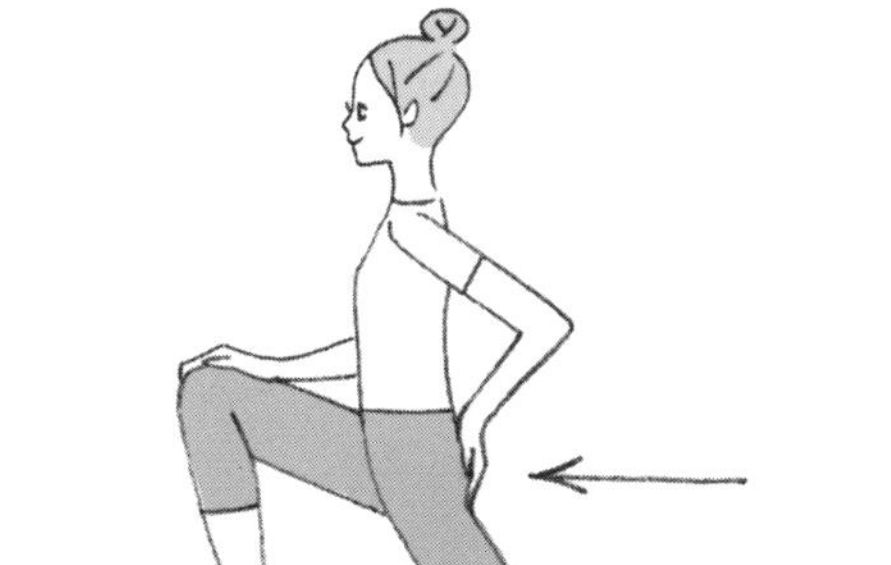

2 床についている足の位置は動かさずに、手のつけ根で反対側の斜め前方に向けて押し、重心も反対側の斜め前方に移動させる。その姿勢を１～２分間キープ。余裕があれば反対側も同様に行う。

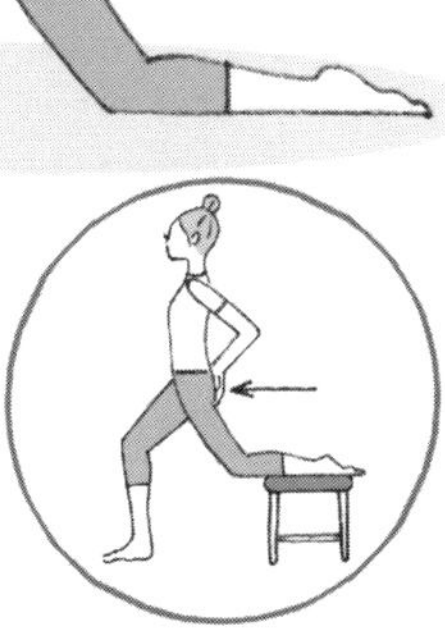

イスを使うと強度アップ！

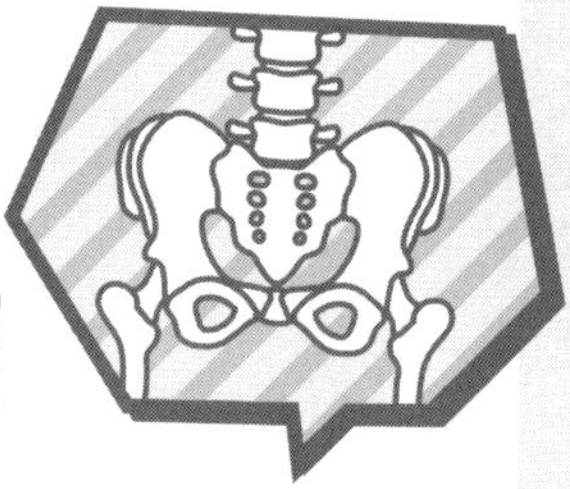

腰のテニスボール・ストレッチ

「腰のテニスボール・ストレッチ」は、股関節と密接な関係にある、仙腸関節の可動域を広げるストレッチです。

仙腸関節が正常に働くようになれば、腰椎や腰椎椎間板、その周辺の筋肉にかかる負荷が小さくなり、股関節への圧迫も軽減して、痛みが改善されるでしょう。

用意するものは、硬式テニスボール2個。これをぴったりつけた状態で、ガムテープなどで巻いて固定します。尾骨（尾てい骨）の出っ張りに握りこぶしを当て、その上に、テニスボールが左右中央にくるようにセットしたら、握りこぶしを外します。

ボールがずれないよう注意しながら、硬い床に仰向けになり、その姿勢を1～3分間、キープしてください。はじめは、やや強い痛みを感じるかもしれません。神経痛がある人は一時的にひどくなることも。しかし、いずれも仙腸関節に効いている証拠なので、怖がらずに、ぜひ行ってください。1日1～3回を目安に行いましょう。

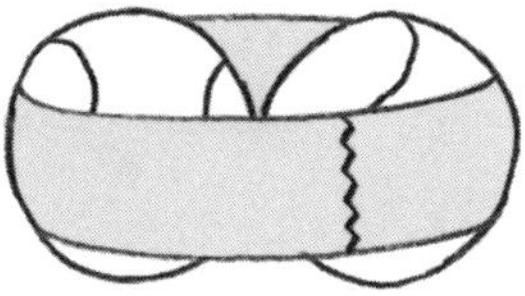

1 硬式テニスボールを2個、ぴったりつけた状態で、ガムテームなどを巻いて固定する。

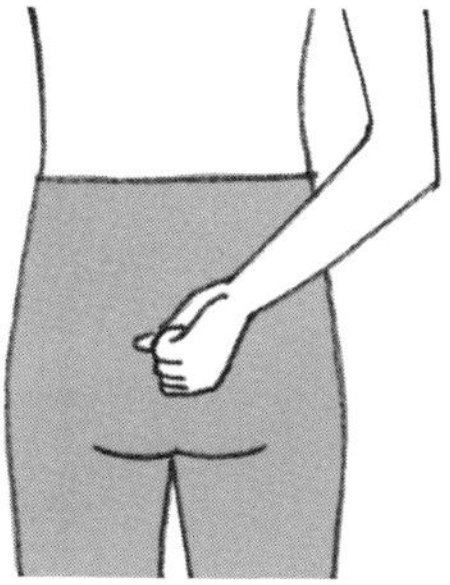

2 お尻の割れ目の上にある「尾骨（尾てい骨）」の出っ張りを探し、そこに握りこぶしを当てる。

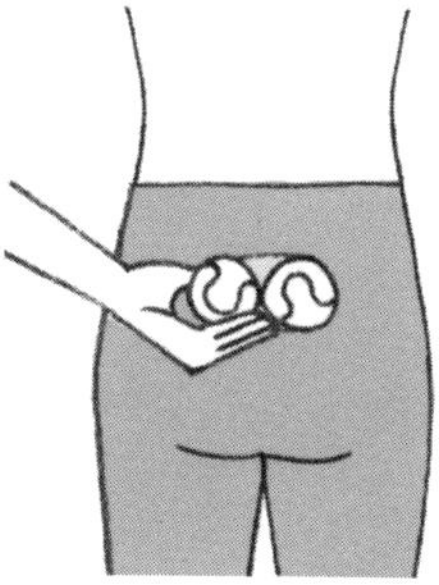

3 握りこぶしの上に1を、左右中央にくるようにセットし、握りこぶしを外す。

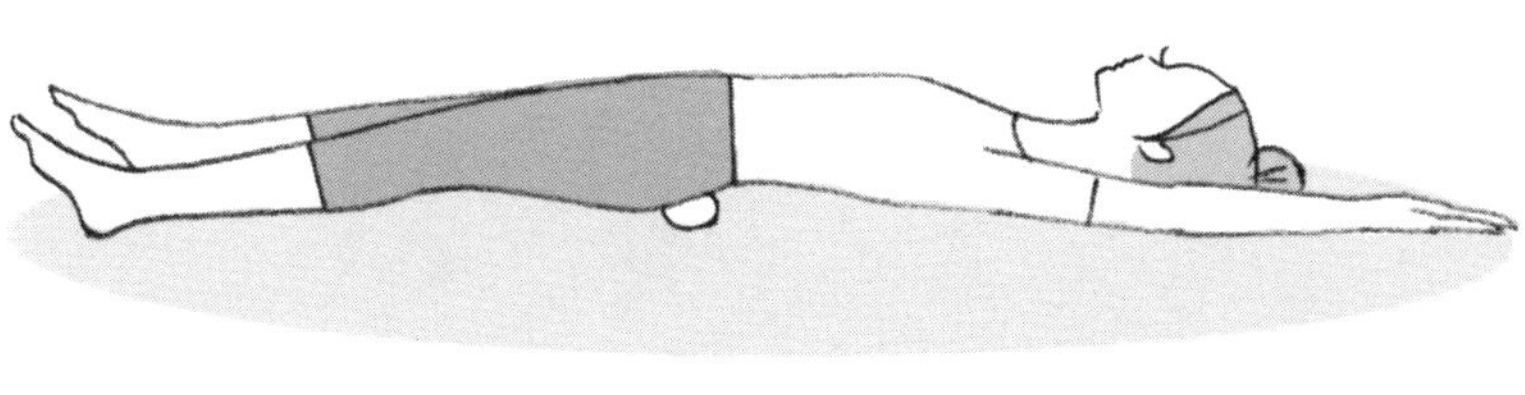

4 ボールがずれないよう注意しながら、硬い床に仰向けになり、1～3分間キープ。

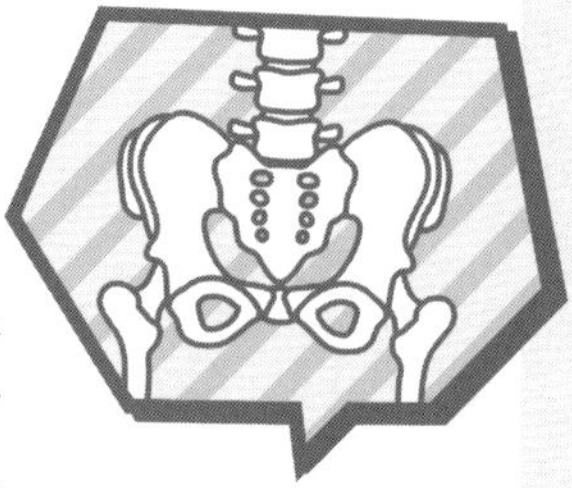

ネコとオットセイのポーズ

背骨に付着する「脊《せき》柱《ちゅう》起《き》立《りつ》筋《きん》」を柔軟にし、前かがみの「悪い姿勢」を改善するストレッチです。

筋肉を、しなやかで健康的な状態にするには、「収縮（縮める）」と「弛《し》緩《かん》（ゆるめる）」の刺激をバランスよく与える必要があります。

「ネコのポーズ」は、悪い姿勢を続けて硬直した脊柱起立筋をゆるめるもの。

「オットセイのポーズ」は、脊柱起立筋を収縮させることで、前かがみの姿勢で前方にカーブしてしまいがちな腰椎を後方へ引き戻す矯正効果のほか、重心を後ろ寄りにする効果と、腰椎の柔軟性を取り戻す効果があります。さらに、ズレていた仙骨の位置を矯正する作用もあるので、腰椎と仙腸関節の連動性を高めることにつながり、股関節にもよい影響を与えます。

1日1～3回を目安に行いましょう。

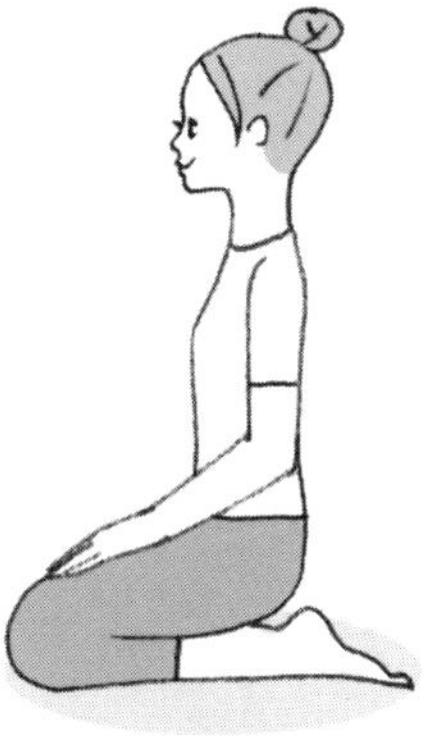

1　硬い床の上に正座し、大きく息を吸う。

2　息を吐きながら両腕を前に伸ばしていき、体をゆっくり丸めて上半身を前に倒す（ネコのポーズ）。その姿勢を１分間キープ。

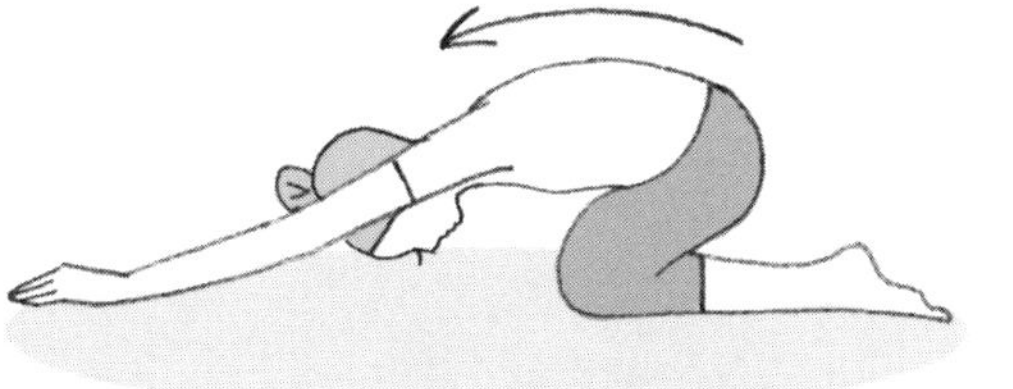

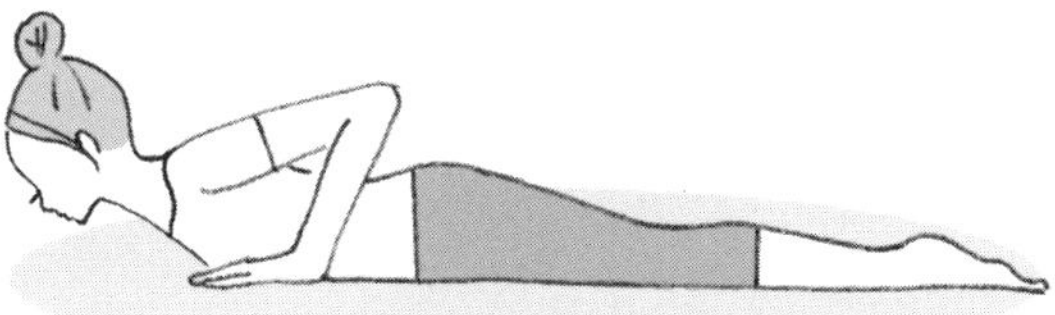

3　2の姿勢から、両足を伸ばし、うつ伏せに。胸の横に手のひらがくるように両手を床につけ、大きく息を吸う。

4　息を吐きながら、ゆっくり腕を伸ばして上体を起こす（オットセイのポーズ）。その姿勢を１～３分間キープ。

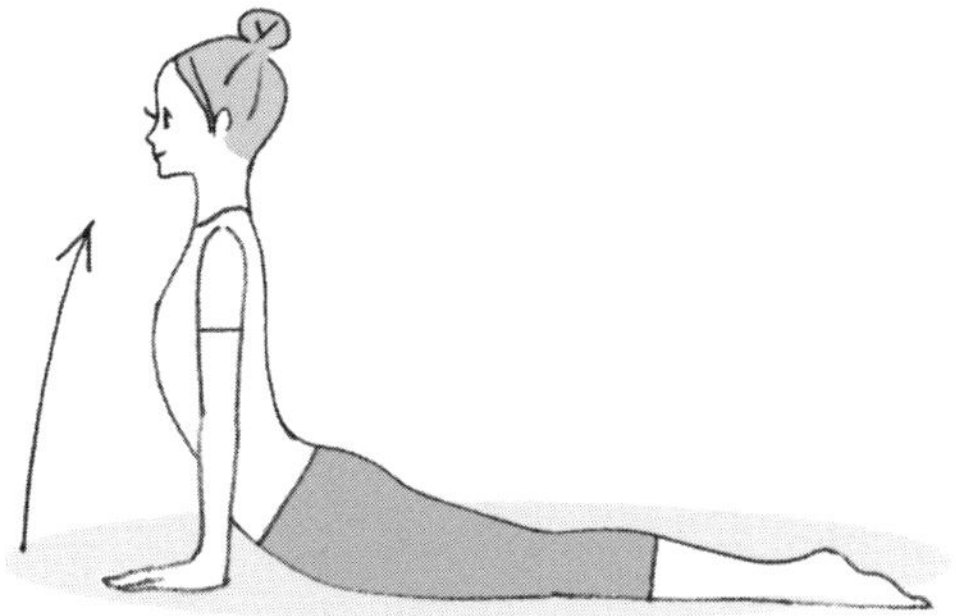

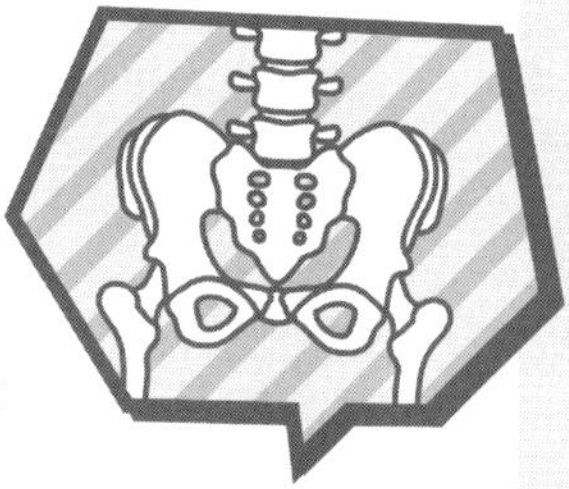

上体ひねり

S字カーブを描いている脊椎（背骨）のうち、胸椎の下部から腰椎にかけては、後方へカーブ状に反っています。ところが、前かがみの姿勢がクセになっていると、そのカーブは失われ、直線状になります。

たいていの人は左右どちらかに少し傾きながら前かがみになっているため、腰椎にかかる負荷も、左右どちらかのほうが強くなります。ですから、腰の痛みや股関節の不具合が最初に現れるのは、強い負荷を受けている側の腰からということになります。このような場合は、痛む側を広げるように体をひねれば、腰椎や股関節を過剰な負荷から解放できます。そのためのストレッチが「上体ひねり」です。

このストレッチでは、お尻全体を伸ばすことになり、大殿筋や中殿筋などをほぐすことにもなります。それによって、腰の関節や筋肉の動きが改善されるので、股関節の動きもよくなります。1日1～3回を目安に行いましょう。

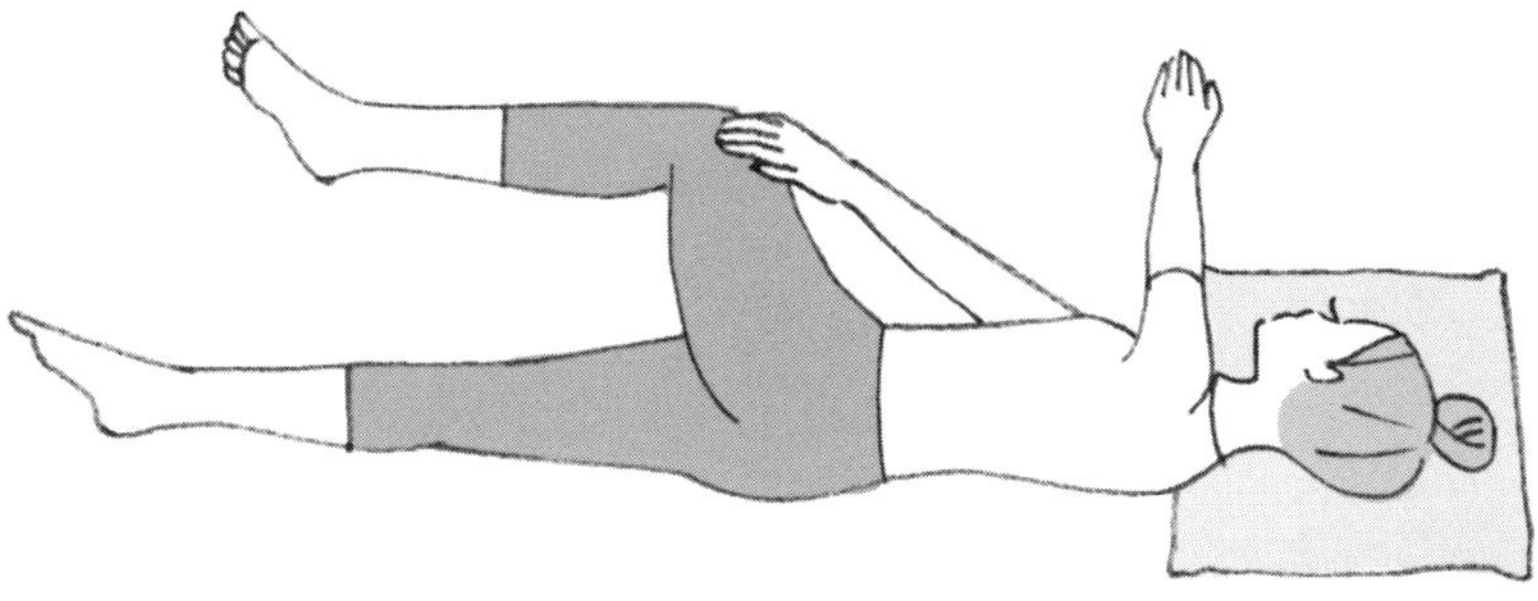

1 痛みのあるほうの腰を上にして、床に横向きに寝る。痛む側の足のひざを90度に曲げ、床につける。

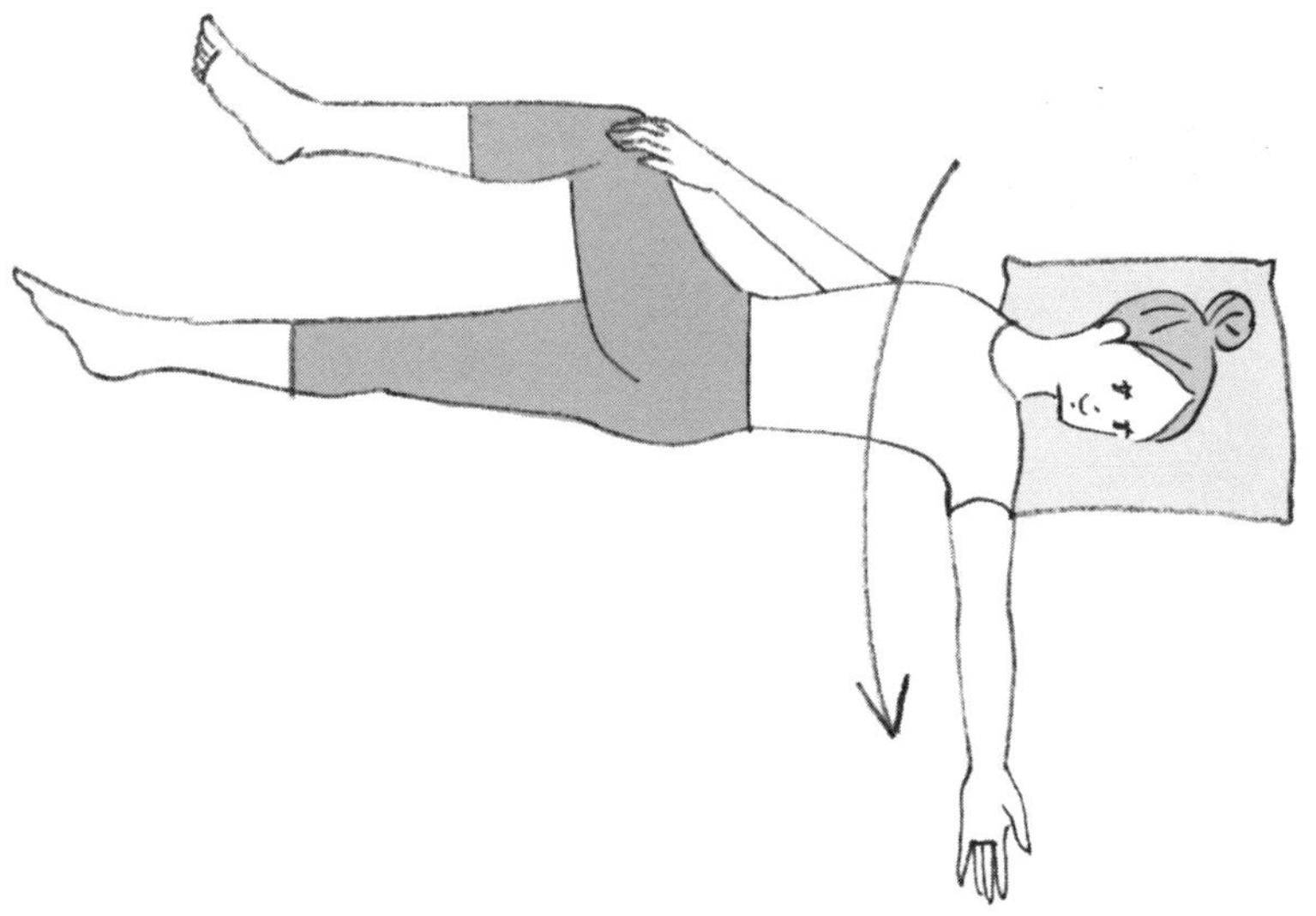

2 床につけたひざが浮かないように手で押さえつつ、痛む側の腕を真横に伸ばしながら、足と逆側に上半身をひねる。その姿勢を30秒間キープ。余裕があれば、反対側も同様に行うとよい。

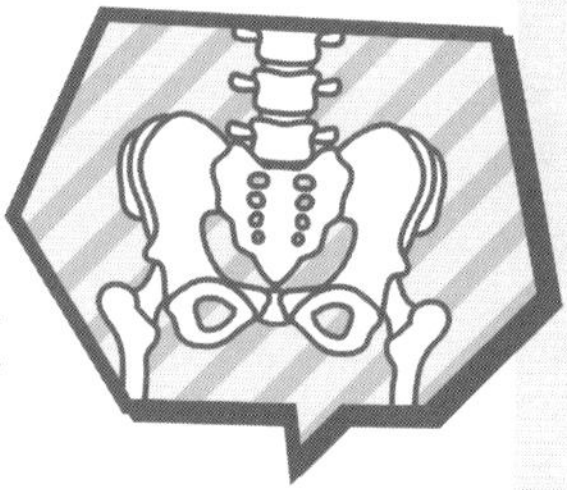

太ももストレッチ

硬くなっている太ももの外側の筋肉を伸ばし、ひざ関節の内側を広げます。
違和感や痛みのある股関節の側の足を、外側に開いた状態でイスの上に乗せ、ひざ上の内側を手でグーッと、しっかり押してください。太ももの外側だけでなく、裏側やふくらはぎも伸ばすことができ、ひざ関節のすき間が広がります。すると、太ももやひざ、ふくらはぎにかけて、硬くなっていた血管組織と神経組織がしなやかさを取り戻し、血液の流れや神経の動きが改善します。その結果、太もも〜ふくらはぎにかけての違和感や痛みが解消。太もも〜ふくらはぎの筋肉と関節が正常に機能するようになると、股関節の動きもよくなります。

ポイントは、痛みやしびれのある足を、必ず外側に開いて行うこと。太ももの外側からお尻にかけて、じっくり伸ばすイメージで行うと効果的です。余裕があれば、反対側も同様に行うといいでしょう。1日1〜2回を目安に行いましょう。

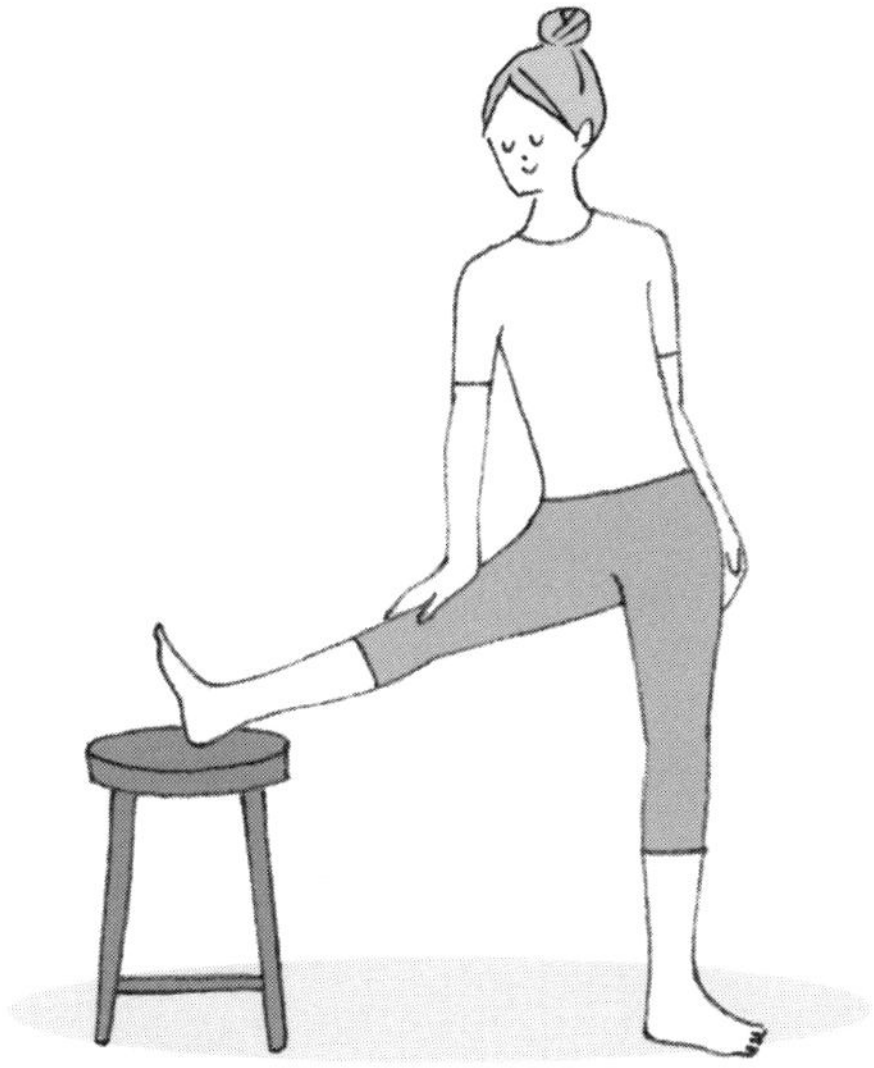

1　股関節の悪い側のほうの足を、外側に開いた状態でイスの上に乗せる。

2　イスに乗せた足の、ひざ上の少し内側に手のひらを当て、体重を利用しながらグーッと押したまま、1～3分間キープ。

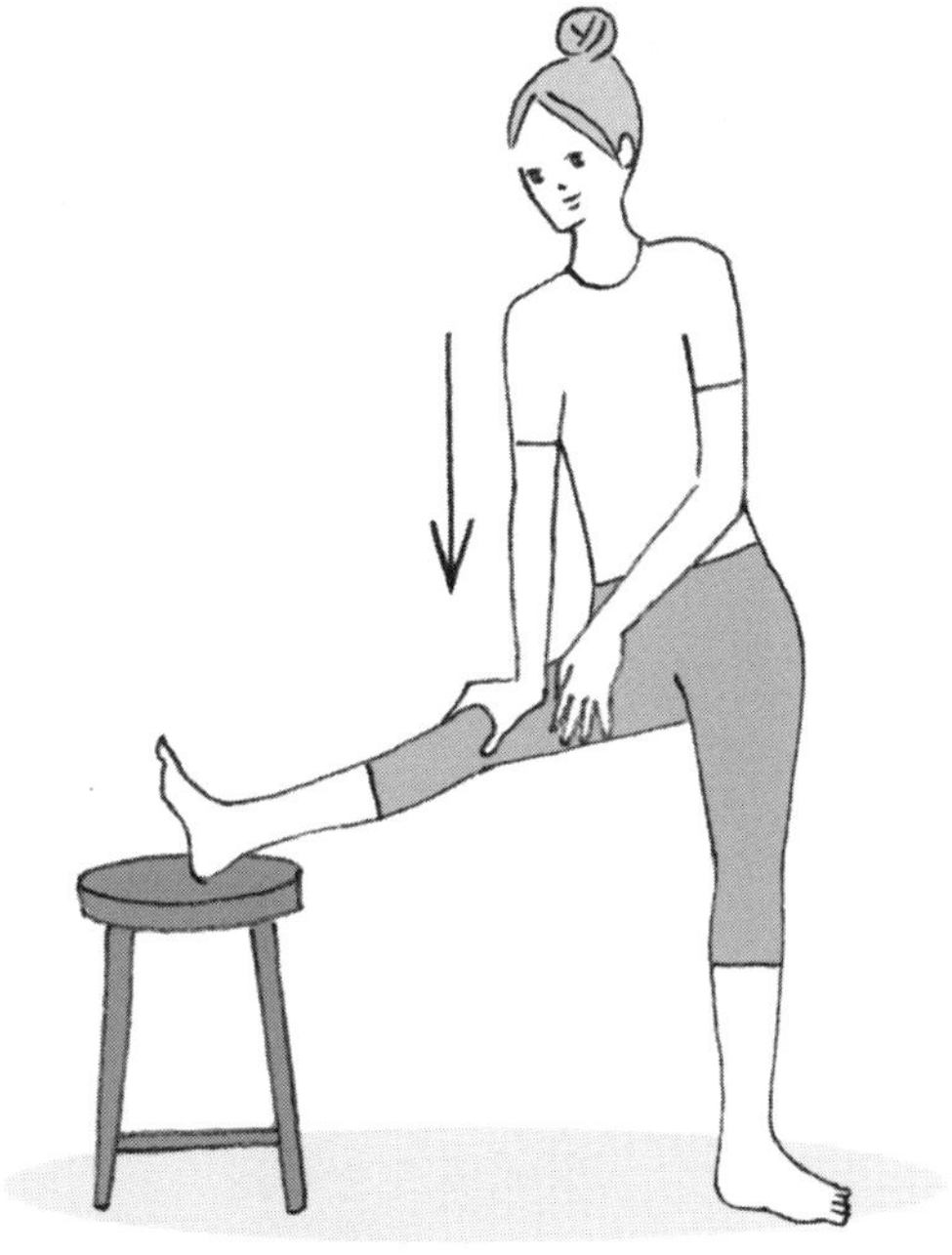

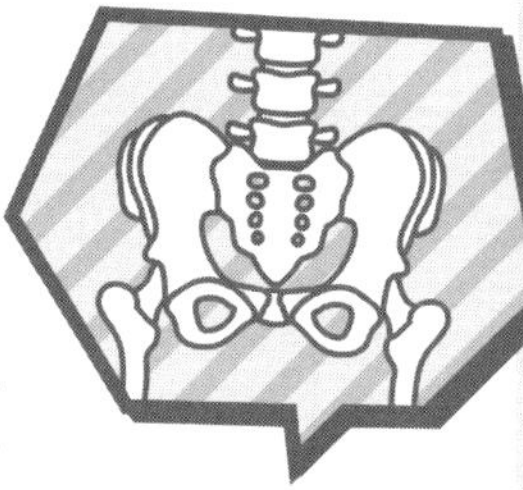

ひざのテニスボール・ストレッチ

ひざが痛くなったり、曲げ伸ばしが難しくなったりすると、股関節に負担がかかることになります。このストレッチは、ひざ関節のすき間を広げて関節包内に関節液を取り戻し、可動域を広げる効果がある、「簡易版・ひざの関節包内矯正」です。

硬式テニスボールを1個、ご用意ください。まず、イスなどに座り、片方の足を上げて、そのひざ裏の奥のほうにボールをはさみます。次に、両手をすねに当て、足を抱え込むようにしてひざを曲げ、ボールをつぶしていくような感覚で、徐々に力を加えていきます。

ひざの裏の「イタ気持ちいい」と感じるポイントにきたら、そこで30秒間キープ。その後、反対側のひざも同じ要領で行いましょう。

なお、このストレッチは、床に仰向けになって行っても構いません。

1日1～3回を目安に行いましょう。

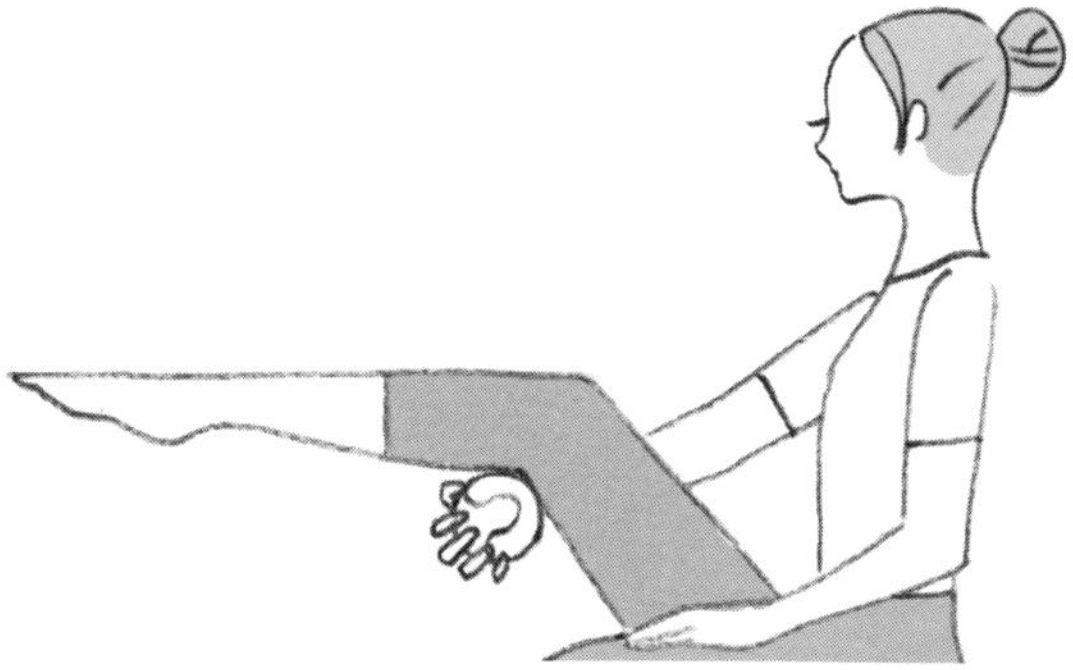

1 イスなどに座り、片方の足を上げて、そのひざ裏の奥のほうに硬式テニスボール１個をはさむ。

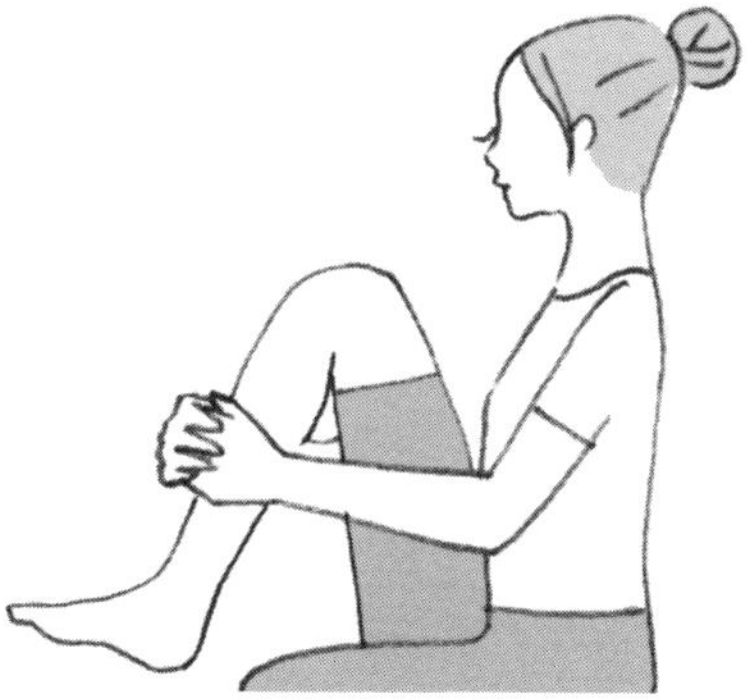

2 両手をすねに当て、足を抱え込むようにしてひざを曲げ、ボールをつぶす感覚で力を加える。「イタ気持ちいい」と感じたら、そこで30秒間キープ。

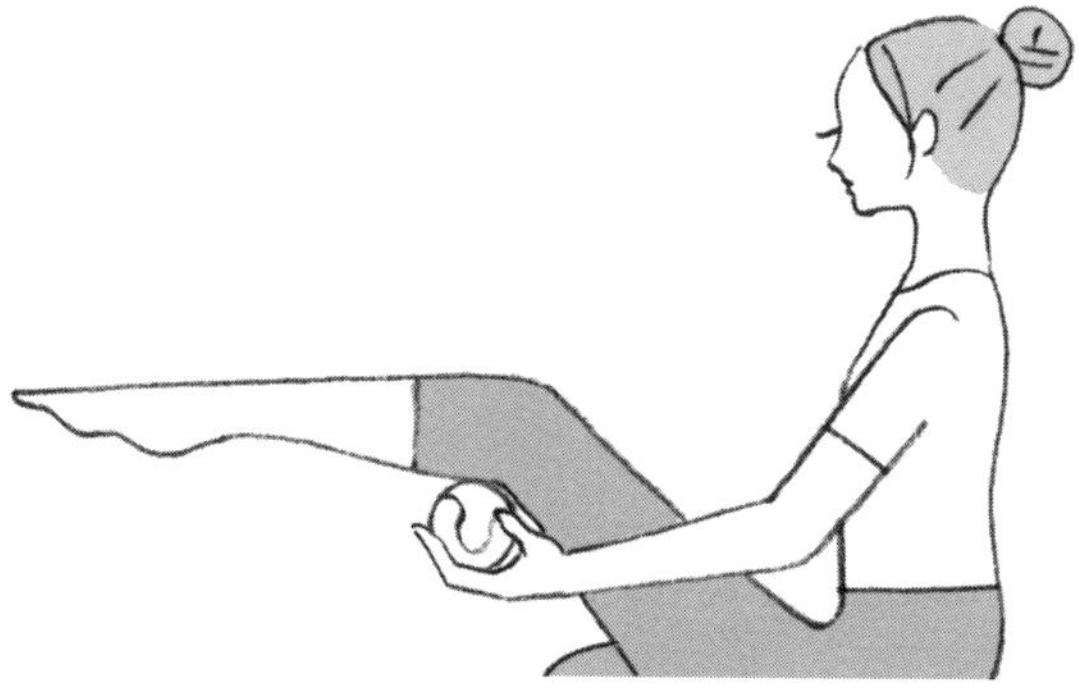

3 反対側のひざも同じ要領で行う。

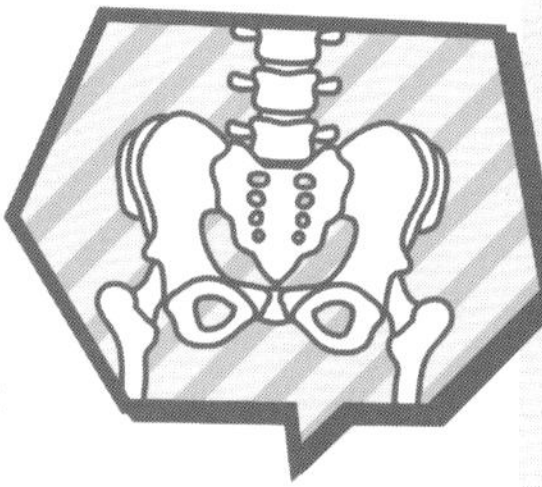

あご押し

S字カーブを描いている脊椎のうち、一番上から7番目までが頸椎（首の骨）で、本来は前方へ、ゆるやかなカーブを描いています。このカーブがあることで、体重の約10％もある頭の重みを分散させるクッション機能が働き、首や頭の位置を背骨の真上に保つことができるのです。

ところが、前かがみになったり首を前に突き出したりしていると、ゆるやかなカーブを描いているはずの頸椎が、前方に向けてまっすぐになってしまいます。この状態を「ストレートネック」と呼びます。ストレートネックになると、おのずと前かがみの姿勢になります。それが、結果的に股関節の不具合につながるのです。

「あご押し」は、首を強制的にグッと押し込むことで、頸椎を後方へシフトする力を加えられるストレッチ。頸椎本来のカーブを取り戻すことができ、動きも改善します。1日に何度でも、気がついたときに行ってください。

1 イスに深く座り、背もたれに背中をつける。あごに片方の手の親指と人差し指を当て、体の位置は動かさずに、頭だけを前方に出す。

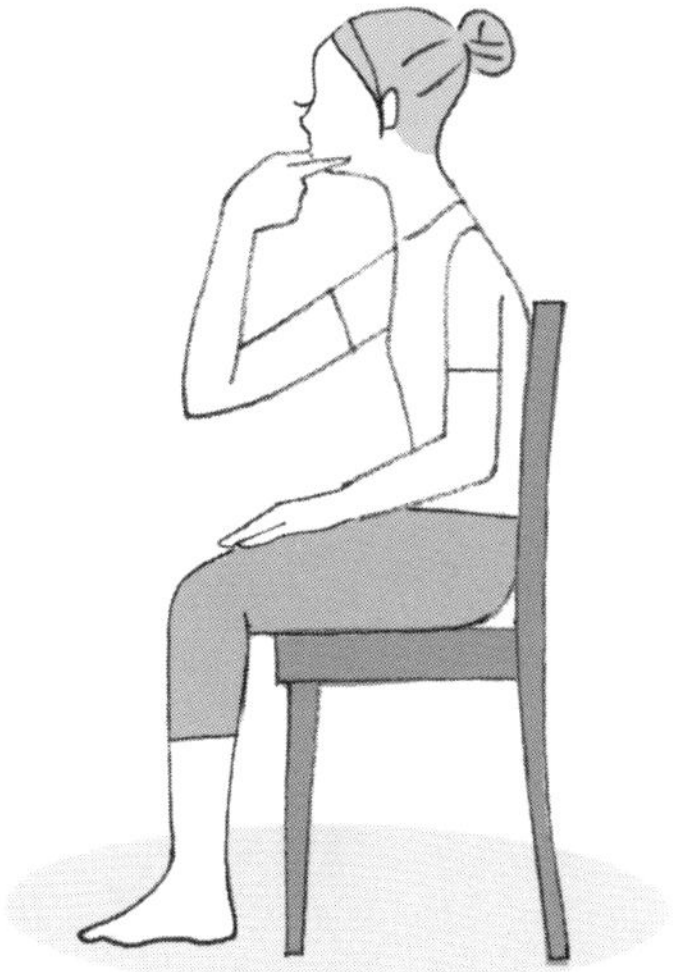

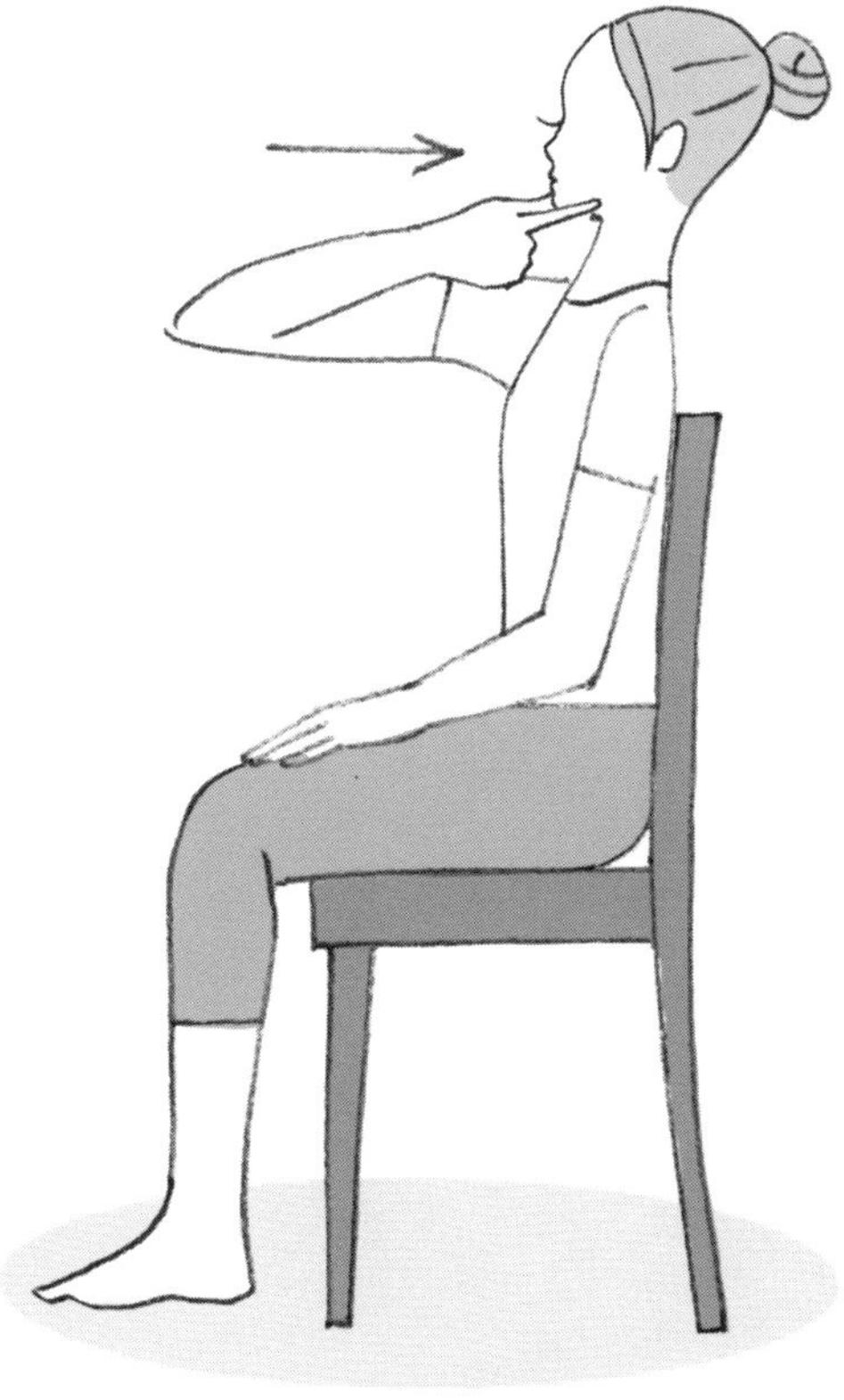

2 あごに当てた指を使って、頭を水平にスライドさせるように後方へグッと強く押し込む。1、2を1セットとして、2～3セット繰り返す。

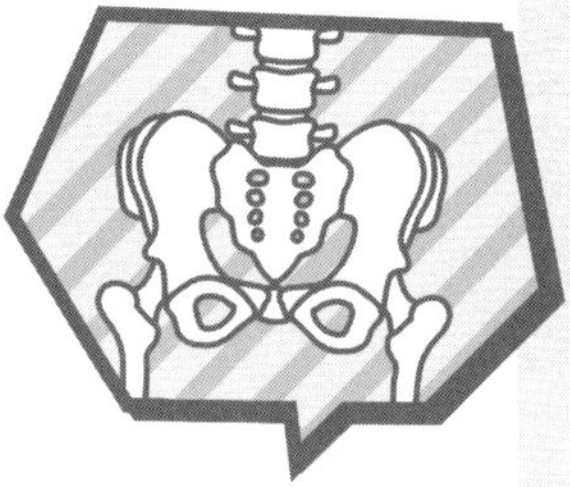

イスそらしストレッチ

ストレートネックを放置すると頸椎の下に続く胸椎に影響します。姿勢は、首から前方に倒れ込む状態になるだけでは済まされず、「胸から前方に倒れ込む状態」にまで悪化。その状態が白鳥の首のようであることから「スワンネック」と呼ばれます。スワンネックによってできる「前方に向けた大きなカーブ」の頂点は、肩甲骨です。そのため、肩甲骨に適度な力を加えると、重力や体重の作用で、背骨の悪いカーブを矯正するメカニズムが自動的に働きます。この「イスそらしストレッチ」は、イスの背もたれのフチを利用して肩甲骨に刺激を与えるストレッチです。

背もたれの最上部のフチが肩甲骨に当たるくらいのイスを、ご用意ください。背もたれのフチがそれより高い場合は、お尻の下に座布団やクッションを敷いて、高さを調整しましょう。やり方は簡単。背もたれのフチに肩甲骨の中央を当て、上半身を大きく後ろにそらすだけです。1日1～3回をめどに行いましょう。

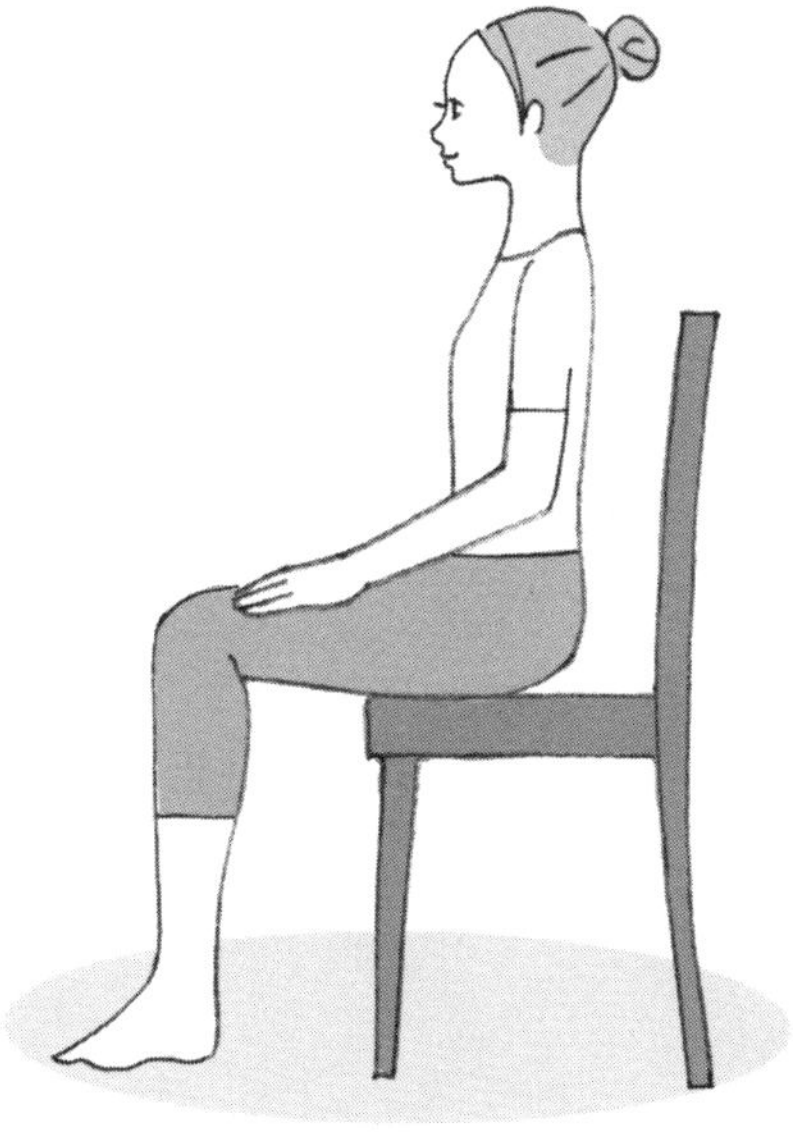

1　イスに浅く座る。お尻の位置を動かさずに背もたれに寄りかかったとき、背もたれの最上部のフチに肩甲骨の中央が当たるように、座る高さを調整する。

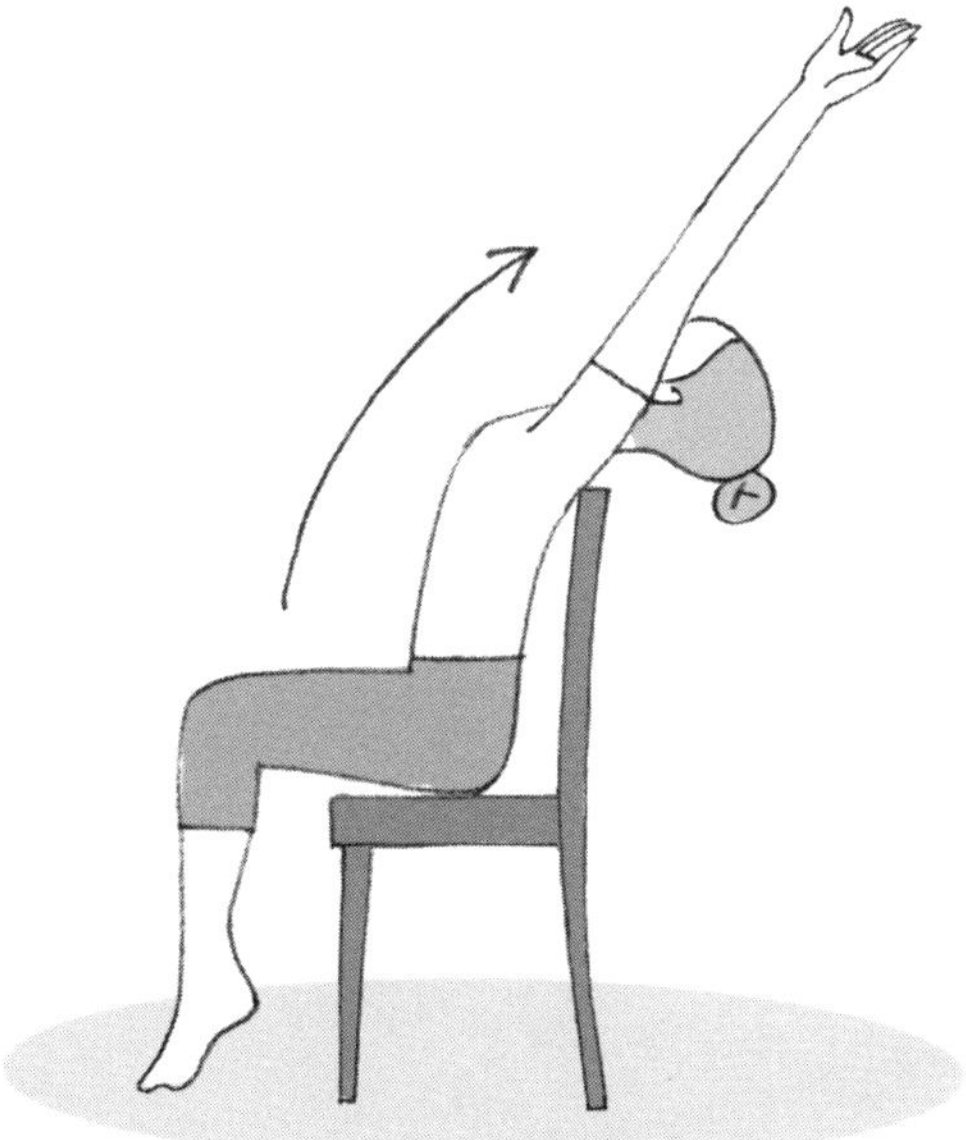

2　背もたれの最上部のフチに肩甲骨の中央を当て、両腕を上げながら上半身を大きく後ろにそらし、10秒間キープ。

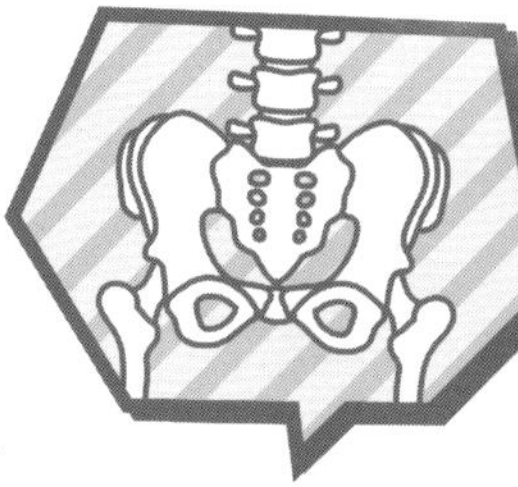

肩甲骨のテニスボール・ストレッチ

スワンネックによって生じた悪いカーブを自動的に矯正するストレッチです。

特にデスクワークの人、パソコンやスマートフォンを長時間操作している人は、肩甲骨から曲がった前傾姿勢になりがちです。80ページの「イスそらしストレッチ」と併せて、このストレッチを行ってください。昼間は、家事や仕事の合間にできる「イスそらしストレッチ」、夜のゆったりできる時間帯に「肩甲骨のテニスボール・ストレッチ」を行う、というようにするとよいと思います。

用意するのは、硬式テニスボール2個をぴったりつけ、ガムテープなどで固定したもの。これを肩甲骨の高さの位置に、左右中央にくるようにセットします。そして、ボールがずれないように注意しながら床に仰向けになり、「あご押し」（78ページ参照）の要領であごを押し、30秒～1分間キープ。四十肩、五十肩の改善にもつながります。1日1～3回を目安に行いましょう。

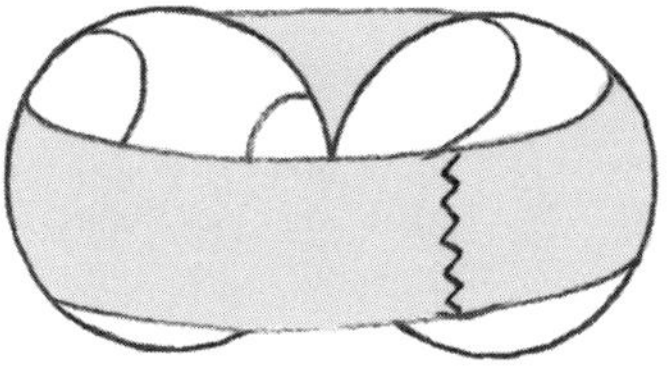

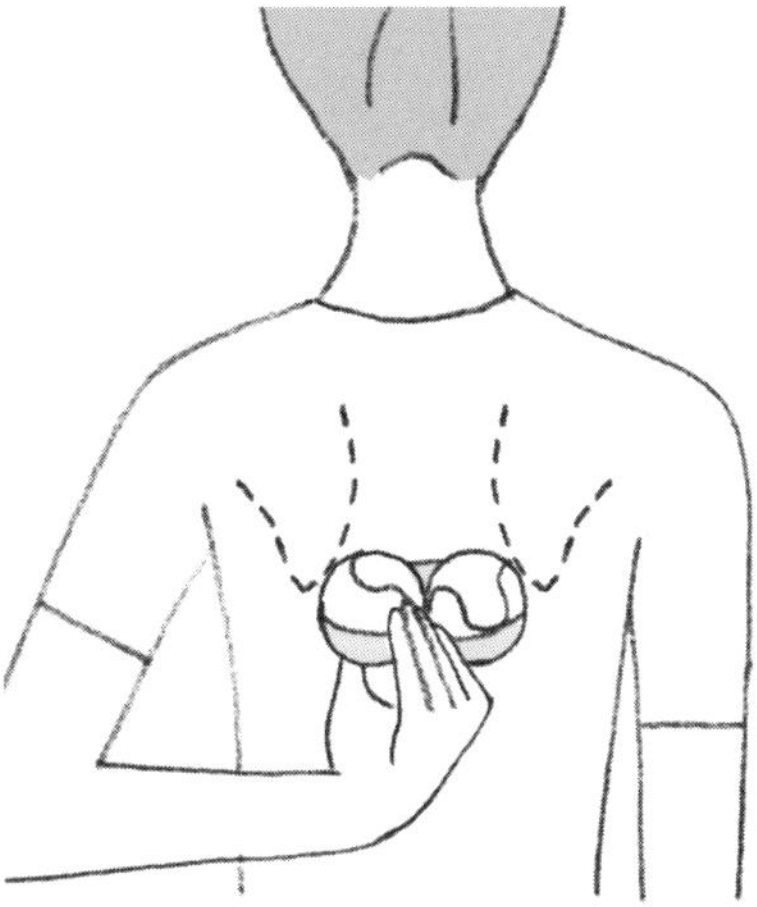

1　2個の硬式テニスボールをぴったりつけ、ガムテープなどで固定する。

2　肩甲骨の高さの位置に1のボールを、左右中央にくるようにセットする。

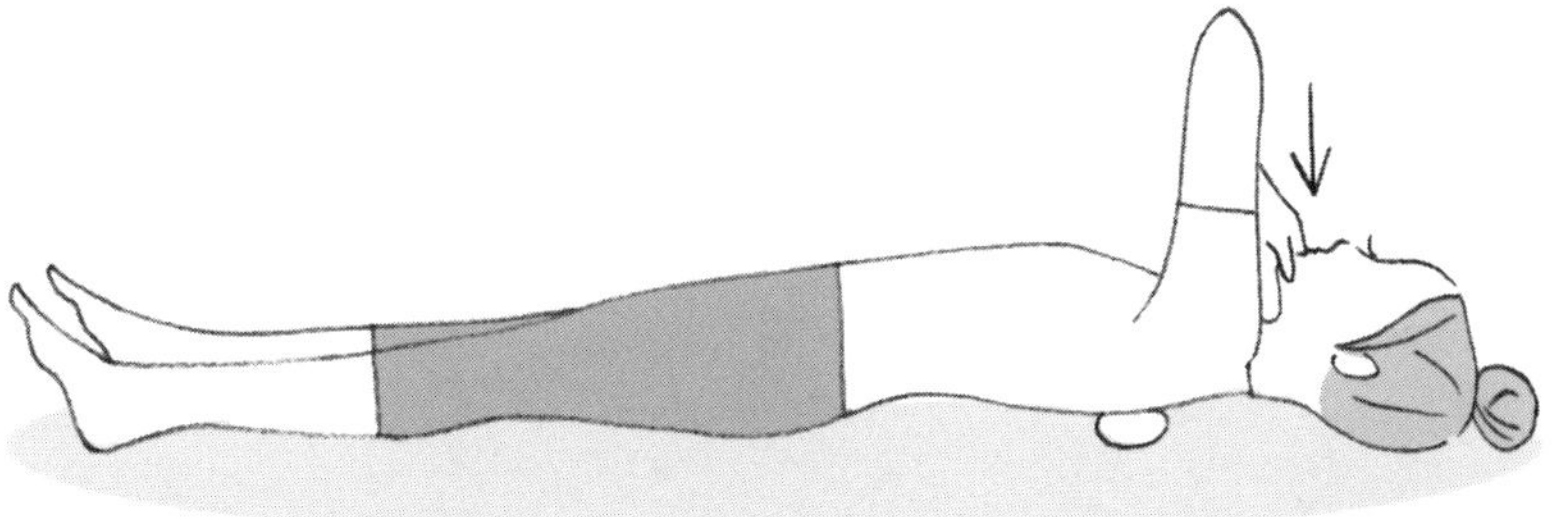

3　ボールがずれないように注意しながら、床に仰向けになり、「あご押し」(p.78参照)の要領であごをグーッと押しながら、30秒～1分間キープ。

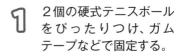

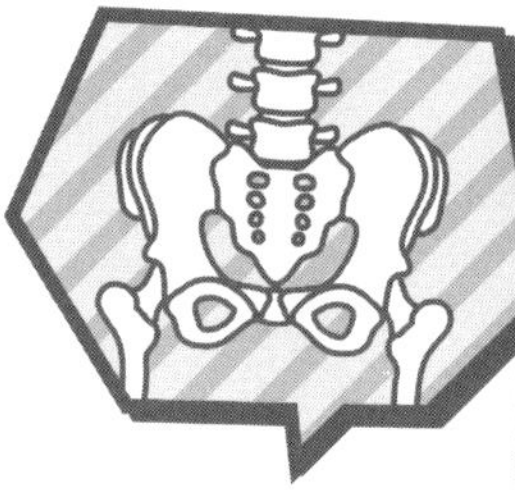

たすきがけストレッチ

スワンネック（80ページ参照）の状態を放置していると、さらに背中が丸くなり、肩にまで多大な影響がでてきます。

特に起こりやすいのが、肩の位置が前方に移動して、体の内側に入ってしまう「巻き肩」です。

巻き肩もまた、間接的に股関節の不具合につながります。私の患者さんでも、変形性股関節症の人の多くが、巻き肩になっています。

「たすきがけストレッチ」は、巻き肩を矯正する効果があります。伸縮性のないひもで、たすきがけをし、ひもの両端をしっかり結びます。その状態で30分間、ふつうに家事をしましょう。内側に入っている左右の肩を開き、本来の位置に戻す効果があります。巻き肩、スワンネックの人は苦しいと思いますが、がんばって続けましょう。

1日に何度行ってもOKです。

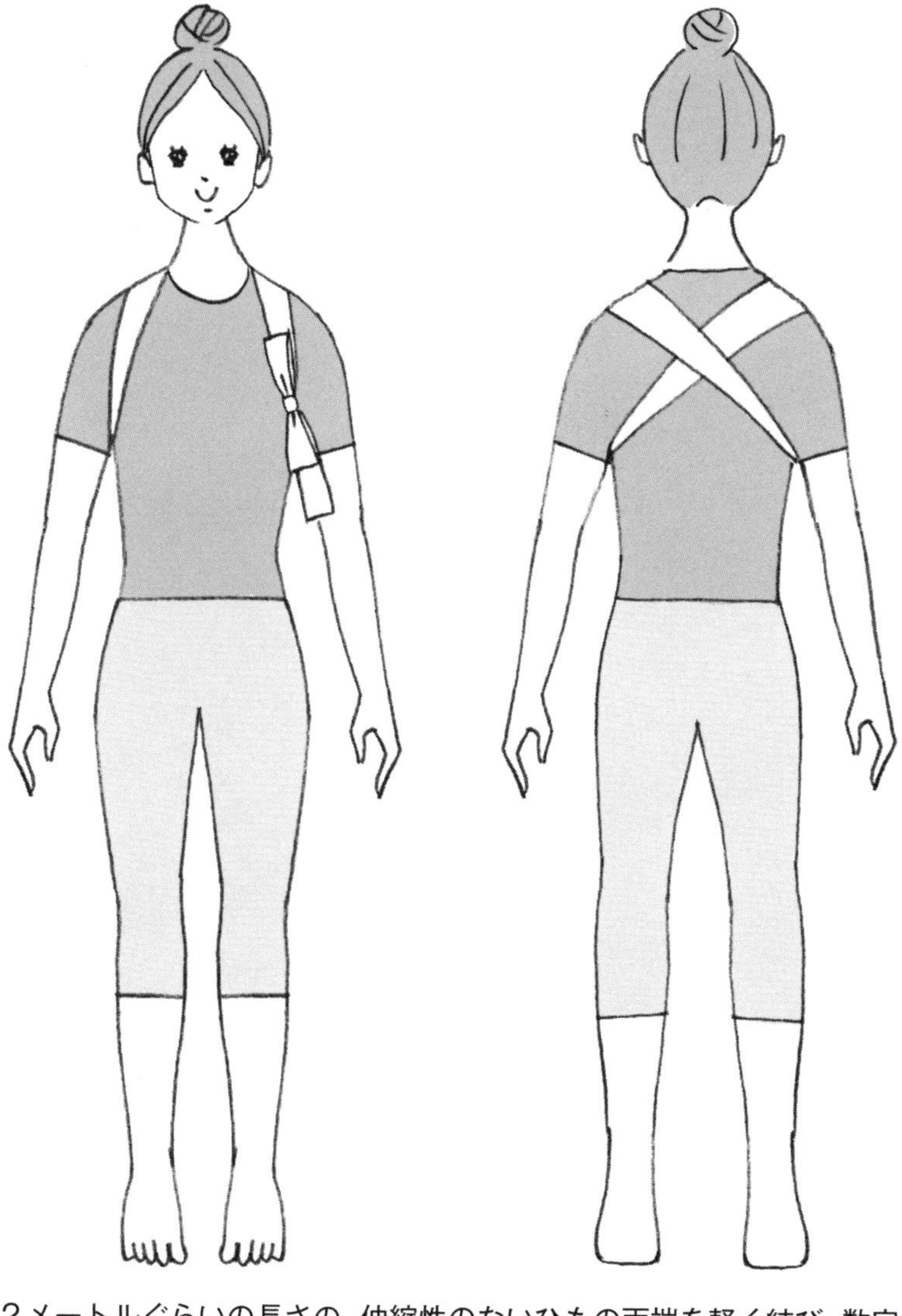

２メートルぐらいの長さの、伸縮性のないひもの両端を軽く結び、数字の「８」の字を作る。腕を通したら、胸が開くまでギューッと結び直す。

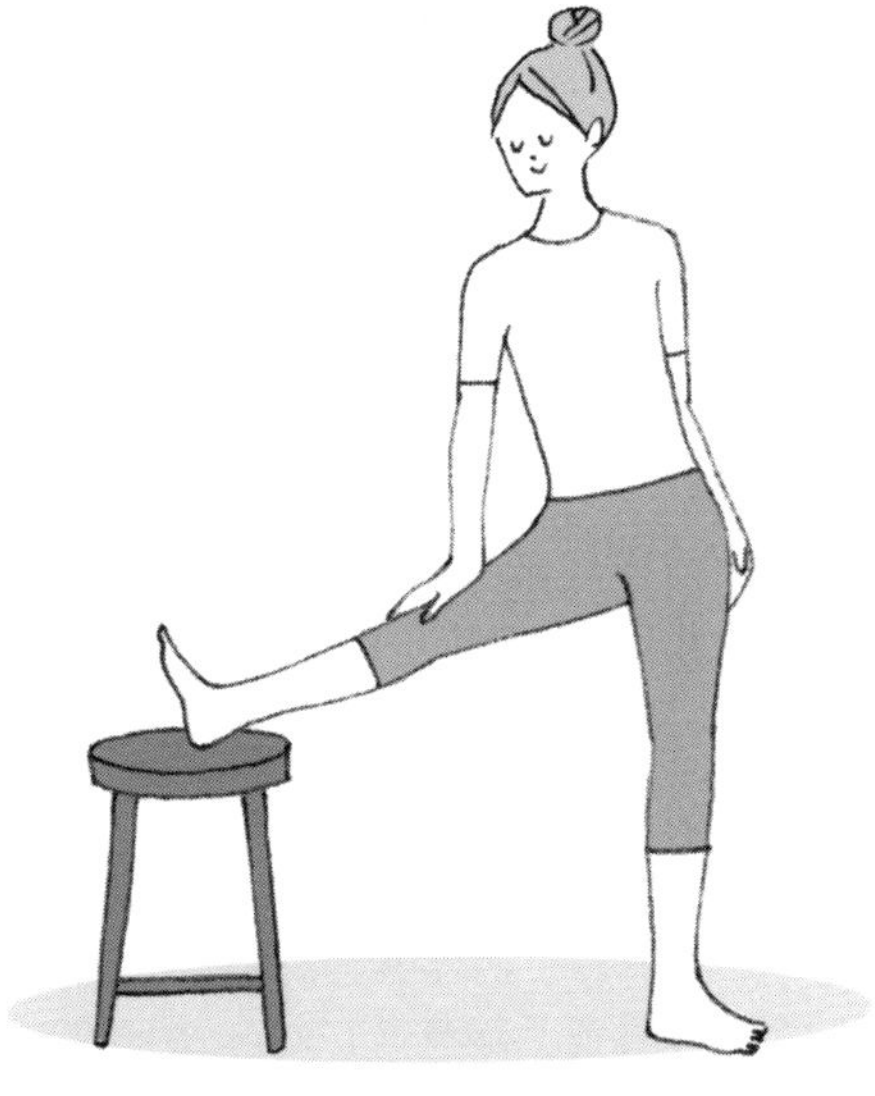

第4章

「関節液」がよみがえる生活習慣

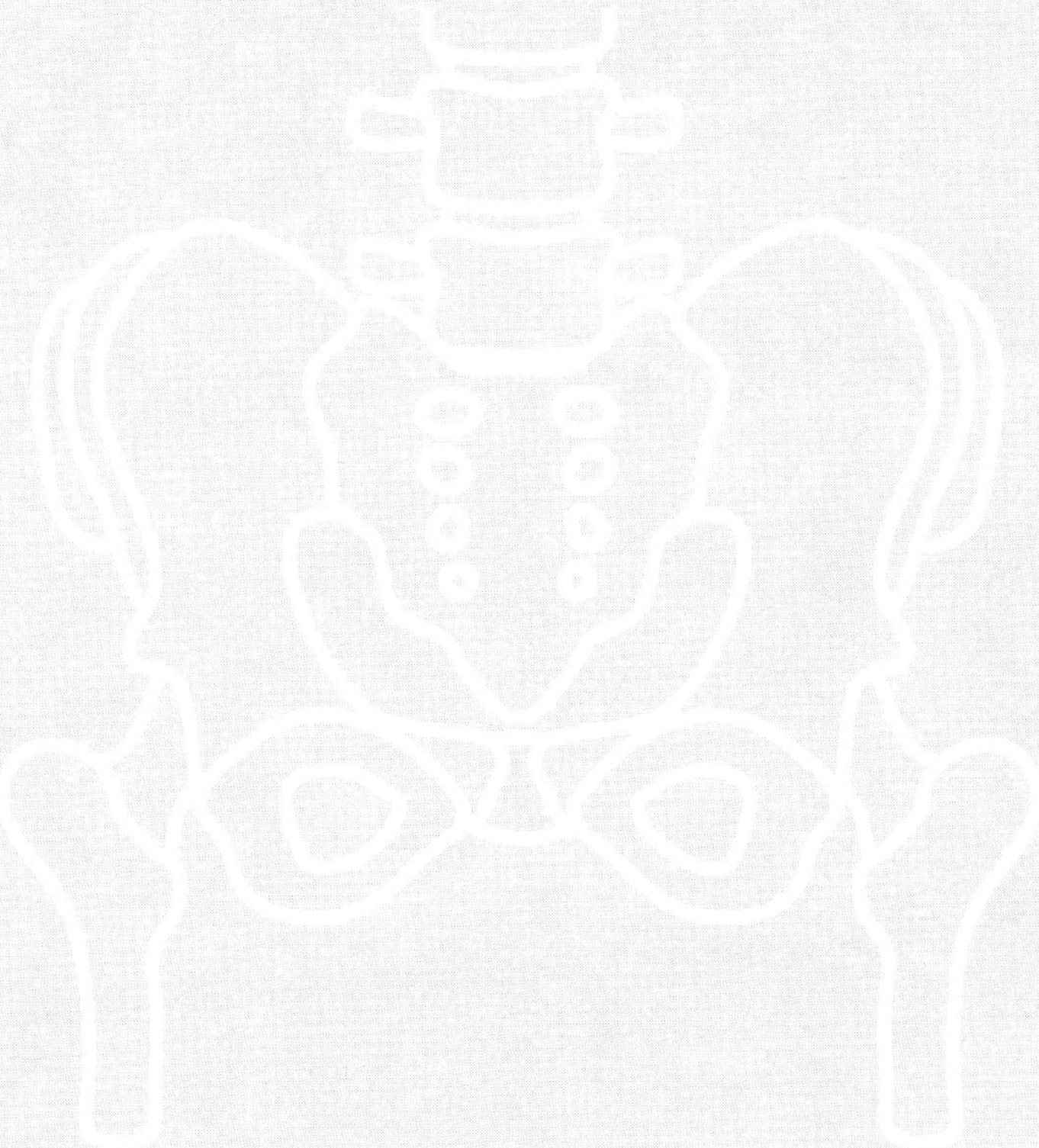

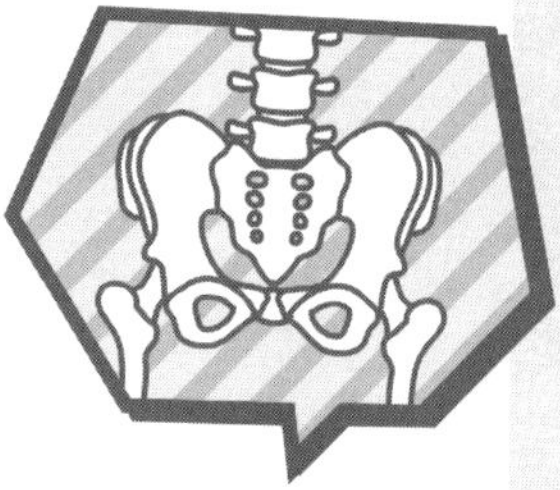

悪い立ち方、よい立ち方

日本人の多くは「S字カーブ」が崩れている

変形性股関節症の引き金となるのは、仙腸関節のロッキング（固まって動かなくなってしまうこと）です。変形性股関節症を患っている人を含め、日本の成人男女の8割ぐらいは仙腸関節がロッキングしているのではないか、というのが私の実感です。

仙腸関節のロッキングの主な原因は、「悪い姿勢」です。姿勢の基本である、立ち方から見ていくことにしましょう。

2本足で歩く人間は、重たい頭を脊椎（背骨）で支えなければいけません。そのため、脊椎はゆるやかな「S字カーブ」を描き、体にかかる荷重や衝撃を分散させ、バランスをとっています。

ところが、多くの人はこのS字カーブが崩れています。主な原因として挙げられるのは、「長時間、同じ姿勢を続けること」です。特に、前かがみ（猫背）の姿勢をとり続けてS字カーブが崩れると、それはダイレクトに仙腸関節に影響し、関節液を減少させ、股関節や腰椎に不具合が生じます。

よい立ち方の4つのポイント

姿勢の基本となるのが、「立つ」。壁を背にして、ラクな姿勢でまっすぐ前を向いて立ったとき、「後頭部・肩甲骨・お尻・かかと」の4カ所が一直線になるのが、よい立ち方です。

ポイントは、①あごを引く、②腰を反らせる、③ひざを伸ばす、④重心を後ろにかける、の4つ。これで、頭がまっすぐに脊椎に乗り、背筋が伸び、骨盤がまっすぐ立ちます。すると股関節が正しく動き、ひざが伸びて、きれいな立ち姿になります。その状態で、「頭が真上にひっぱられているようなイメージ」で立ちましょう。

最初は不自然な立ち方だと感じるかもしれませんが、意識し続ければ自然と、よい立ち方ができるようになります。それが体にとって最もラクな姿勢だからです。

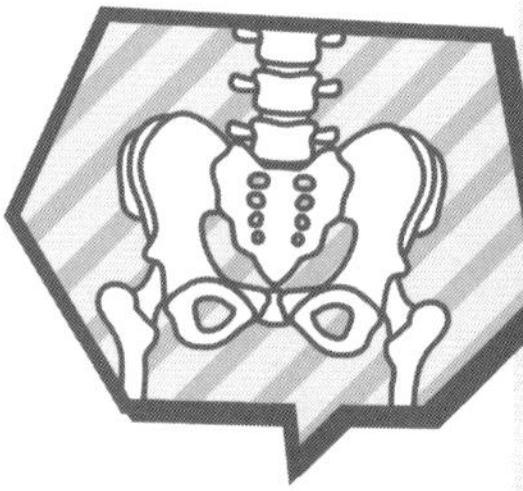

悪い座り方、よい座り方

■「イスに座る」を心がける

股関節の痛みを悪化させないためには、日々の生活スタイルを見直す必要がいくつかあります。そのひとつが、畳や床に座らないで「イスに座る」ことです。

立ったときと座ったときの高低差が大きいほど、股関節に負担をかける動作が多くなります。高低差を小さくするためにも、股関節にトラブルを抱えている人は、イスに座るようにしてください。

ただし、座り方が問題です。背もたれによりかかるはＮＧ。ラクなように思われるかもしれませんが、脊椎が反りすぎ、骨盤が倒れて仙腸関節がロッキングされてしまいます。また、肘掛けを使うと左右にアンバランスにねじる力が背骨にかかるので、やはりよくありません。

なお、パソコンやスマートフォンを使っているときには、どうしても前かがみ（猫背）になってしまいがちです。腰から上が前傾すると、自動的に股関節が曲がり、よけいな負荷がかかってしまいます。前かがみの姿勢は関節液を減少させ、変形性股関節症を招く最も大きな原因だと私は考えています。

■正しい姿勢でも「座りっぱなし」はNG

イスに座るときの上半身の姿勢は、立ち姿勢と同様に、脊椎のS字カーブが保たれていることが重要です。そのためには、①イスに深く座り、②背もたれの下のほうにお尻をつけ、③背筋を伸ばしてあごを引くことがポイントです。

さらに、股関節・ひざ・足首の3点が作る角度をおよそ90度にすると、骨盤の前傾を防ぐことができ、安定した状態をキープすることができます。

そして大切なのは、よい座り方をしていても、30分～1時間ほど座り続けたら、一度立ち上がること。どんなによい姿勢でも、長く座り続けていると腰椎や仙腸関節が固まってしまいます。また、腰まわりの筋肉が衰えたり、血流の悪化を招いたりします。こまめに立ち上がるようにしてください。

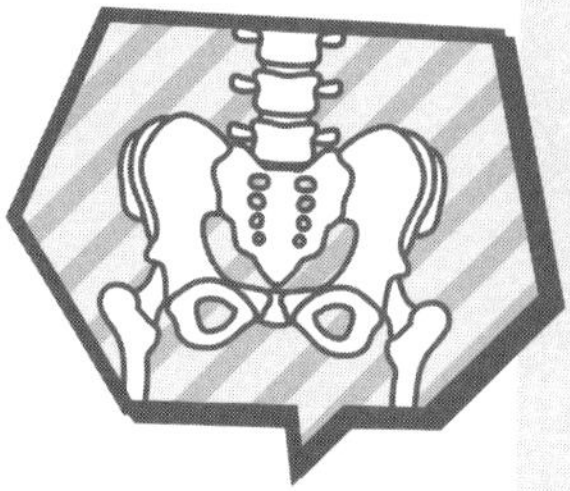

悪い寝方、よい寝方

■「横向き寝」はS字カーブを崩してしまう

睡眠時間を8時間とすると、1日24時間のうちの3分の1をベッド、あるいは布団の中で過ごすことになります。その間、悪い姿勢をとり続けたら、股関節によいわけがありません。

横向きになって寝る人が少なくないと思いますが、そうすると背骨がCの字のように丸くなってしまいます。睡眠時無呼吸症候群の場合は、横向きに寝ることを推奨されるので難しいところではあるのですが、背骨的にはよい寝方ではありません。

■「枕なし」で寝てみる

よい寝方は、枕を使わずに仰向けになり、大の字になって両手のひらを上に向けた姿勢です。この姿勢で寝るだけで、背骨のS字カーブを取り戻すことができます。

枕を使って寝ると、首の骨（頸椎）が強制的に前へ押し出され、それによって背骨のS字カーブが崩れてしまいます。仰向けになって両手のひらを上に向けるのは、肩が体の前に出る「巻き肩」を防ぎ、胸を開いた状態でリラックスするためです。

長年、枕を使ってきた人は、枕なしでは違和感を覚え、寝つけないことがあるかもしれません。その場合は、タオルを数枚用意して、現在使っている枕と同じ高さに調整します。まずはその「タオル枕」で一晩眠り、翌日からは1日に1枚ずつ抜いていきましょう。最終的にはタオルが1枚もない状態で寝られるようになるはずです。

枕なしで寝られるようになったら、顔の左右に、「肩幅の半分程度」の高さにしたタオル枕を置いてください。左右に寝返りを打って横向きになったとき、首に負担がかかるのを防ぐためです。なお、この方法は「仰向けではどうしても寝つけない」という人にも有効です。

ベッドや敷布団は、少し硬めのものにしてください。やわらかいと、よい姿勢をとろうとしても体が沈み、背骨が丸まってしまいます。少し硬めのベッドや敷布団にすることで、寝ている間に自然と背骨のS字カーブが作られていきます。

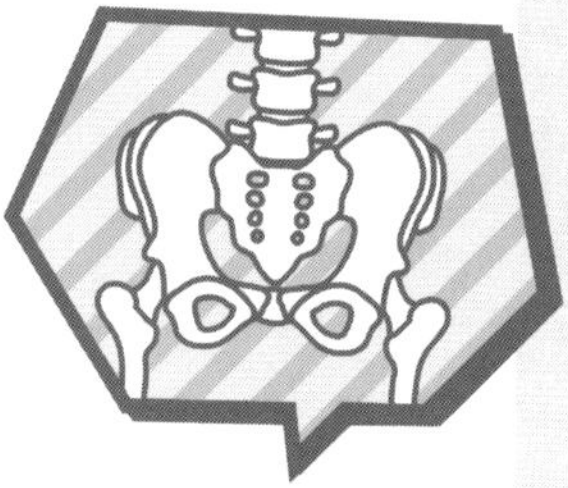

悪い歩き方、よい歩き方

■股関節をサビさせる「省エネ歩き」

「歩く」という行為は、最も基本的な股関節運動です。歩くことによって、股関節のスムーズな動きが保たれています。

ただし、股関節をろくに動かさずに足から下だけを使って進むような歩き方では、効果は半減します。この間違った悪い歩き方を、私は「省エネ歩き」と呼んでいます。

具体的にいうと、歩幅が狭く、足をあまり上げずに、チョコチョコと動かすような歩き方です。

関節は、使わないとスムーズに動かなくなります。股関節を使わない「省エネ歩き」を続けていると、次第に股関節の可動域が縮小し、固まってしまうのです。

ちょっとえらそうに歩く、が正解

よい歩き方のポイントは、①あごをしっかり引き、目線を上げる、②肩を開いて胸を張り、両腕を高めによく振る（肘を後ろに引くことを意識する）、③おなかの下に力を入れ、腰を反らせる、④股関節とひざ関節を伸ばし、地面を蹴る、⑤体重の7割方を体の後ろ寄りにかけるようなつもりで歩く、の5つです。

最も重要なのは、④です。後ろの足で地面を蹴るときには、股関節とひざ関節を伸ばしましょう。歩幅を大きめにし、かかとから着地してつま先で蹴り出します。蹴り出す際に、股関節とひざ関節にグイッと力を込め、伸ばすようにするのです。

⑤の、「体重の7割方を体の後ろ寄りにかけて歩く」のは、そのほうが背骨にとっては自然で、股関節をはじめとする関節や筋肉がスムーズに動くからです。

こうした歩き方をすると上体が反り、さらに胸を張っているので、えらそうに見えるかもしれません。しかし、それくらいでちょうどいいのです。

よく、健康のためには「1日1万歩歩くといい」といわれますが、よい歩き方をすれば、1日に10分、いいえ5分でも汗をかきます。体を正しく使えている証拠です。

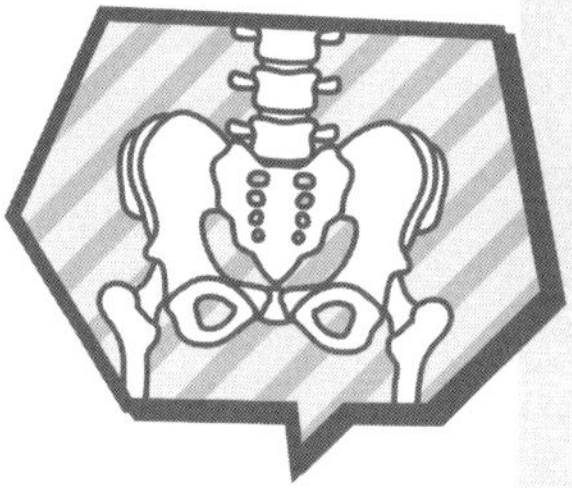

体のやわらかさを保つには

可動域は「広ければいい」わけではない

「股関節の可動域が広い」というと、バレリーナやヨガ講師のように、180度開脚をして上半身を床にペタンとつけた姿をイメージするかもしれません。

確かに、両足を開いて前屈するストレッチは、可動域を広げて股関節を健やかに保つ効果がありますが、やりすぎると股関節を痛めることになりかねません。実はバレリーナやヨガの上級者で、腰痛や股関節の不具合を抱えている人は多いのです。

股関節の可動域を、わかりやすいように「1〜5」とします。股関節がロッキングされている状態を「1」とすると、可動域いっぱいに動ける状態が「5」です。

臨床経験からいうと、中間の「3」の状態を維持できれば、股関節に問題が生じることがないような気がします。「5」までいくと、見た目には体がやわらかくてトラブルとは無縁のようですが、実際には、何かしら症状が出てきます。

現在、股関節に痛みのある人は、おそらく「1」もしくは「2」の状態だと思います。こまめに体を動かしたり歩いたりして、「3」を目指しましょう。

実はこれがなかなか難しいのです。この本でご紹介している「簡易版・関節包内矯正」も「3」を目指すものですが、はじめのうちは「痛い」と感じるでしょう。しかし、「3」まで動くようになれば痛まなくなり、日常の動作をスムーズに行えるようになるはずです。

体を左右バランスよく使おう

股関節を健やかに保つためには、「得意な動きばかりしない」ことも大切です。たいていの人は、動作をする際に体重をかける足（軸足）は左右どちらか決まっているでしょう。そのため股関節のトラブルは、いつも体重をかける軸足側に現れやすくなります。

股関節を守るためには、ときには意識して軸足を逆にしてみてください。そうすることで左右の股関節にかかる負担のバランスがとれ、トラブルを防ぐことができます。

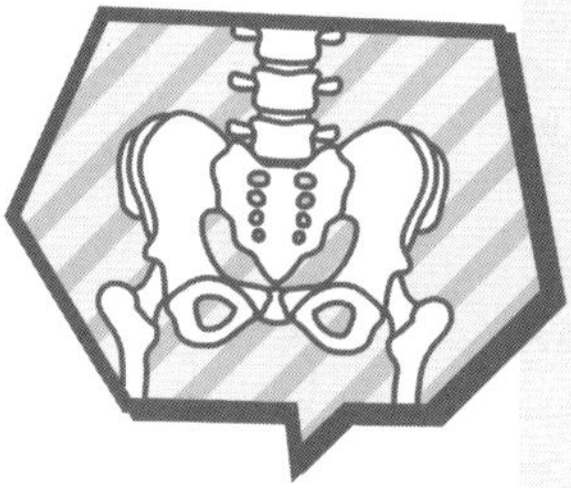

股関節を温める

全身浴で体を芯から温める

すべての関節にとって、「冷え」は大敵です。冷えると関節や筋肉などの組織が硬くなり、血流や神経の働きも悪化して、痛みやしびれが増してしまうのです。

特に、股関節を含め腰まわりは冷えに弱い部位。股関節にトラブルを抱えている人は、暑い季節でも腰まわりを冷やさないようにしましょう。

冷えを防ぎ、体を温める方法として、ぜひ活用していただきたいのがバスタイムです。シャワーで済ませず、お湯に浸かってください。

ぬるめのお湯（39度程度）をバスタブに張り、しっかりと首まで浸かりましょう。肘も、バスタブのへりに乗せずにお湯の中に入れてください。こうして全身を芯から温めることを習慣化すると、痛みやしびれが軽減されていきます。

時間があれば、朝と晩の2回、入浴してもいいでしょう。全身浴はのぼせやすいので、1回の入浴でお湯に浸かるのは10分程度。ただし、症状がひどい場合は、のぼせに気をつけながら20分ほど浸かっても構いません。

使い捨てカイロを活用する

外出先での冷えを防ぐためには、使い捨てカイロを活用しましょう。痛みやしびれを改善するには、同時に複数のカイロを使うことをおすすめします。

カイロを貼る場所は、「仙腸関節（35ページ参照）」「股関節の後ろ側」「お尻上部の斜め上（中殿筋）」「太ももの斜め後ろ側」。いずれも、股関節や腰まわりの血流や神経の働きをよくするために重要な部位です。

カイロを使うときは、低温やけどにご注意を。肌に直接ではなく、下着などの上からカイロを当てる（貼る）ようにしてください。

市販の温湿布を使う手もありますが、その温熱効果は、使い始めてから15分ほどでほぼなくなります。その時間では筋肉の奥にある関節まで熱が届かないので、効果はあまり期待できません。

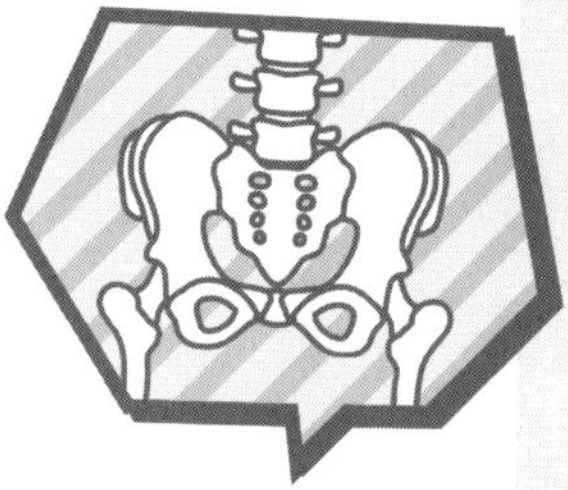

股関節に悪いスポーツ、よいスポーツ

■縦に飛び跳ねる運動は要注意

股関節は、体の中で最も体重のかかる関節です。スポーツは、体重に加えて、走ったりジャンプしたり、またゲーム中に相手の選手とぶつかるといった、激しい衝撃によって大きな負担がかかります。そのため、股関節を痛めているスポーツ選手は少なくありません。

特に股関節の怪我が多いのは、サッカーの選手です。さまざまな角度でボールを蹴ったりとめたりしますし、相手選手と激しくぶつかることもあり、ゲームの間じゅう、股関節には負荷と衝撃がかかり続けるからです。

他に、バスケットボールやバレーボールなどの大きくジャンプするようなスポーツや、エアロビクスやヒップホップなどのダンスも、飛んだり跳ねたりするたびに股関節に負担がかかります。

ようするに、「縦に飛び跳ねる運動」は股関節によくありません。その意味では、ジョギングやマラソンもおすすめできません。最近、山の中を走るトレイルランニングが人気のようですが、特に山を下るときは、衝撃に加えて体重の何倍もの負荷がかかるので、やめておいたほうがいいでしょう。

偏った体の動かし方をするスポーツ、たとえばテニスやゴルフ、バドミントンなども、股関節に少しでも違和感があるときは、控えたほうが賢明です。

とはいえ、これらのスポーツは厳禁、というわけではありません。股関節のケアをしながら、正しい姿勢を意識することで、股関節への負担を軽減できます。サッカーでいえば、攻めているときはプレーに集中し、相手がボールを回しているときには正しい立ち方をするというように、メリハリをつけることが大切なのです。

一番股関節によいスポーツは、ウォーキングです。正しいフォームで歩けば、股関節によいだけでなく「第2の心臓」とも呼ばれるふくらはぎのエクササイズにもなり、全身の血流が改善します。高血圧や動脈硬化、高血糖など生活習慣病の予防・改善にも役立ちますし、アンチエイジング効果も期待できます。

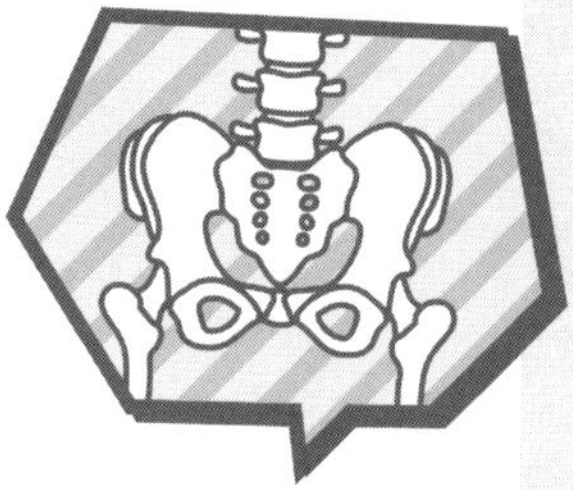

股関節によい服装

体を締めつけるタイプのものは避ける

股関節は、とりわけ「冷え」に弱い関節です。寒い冬はもちろんのこと、薄着になる夏も注意が必要です。クーラーのきいた部屋に長時間いなければいけないときは、クーラーの冷気が体に直接当たらないように風向きを変える、ひざ掛けなどで腰まわりをカバーするなどの工夫をしましょう。

特に「これを着てはいけない」という服装はないのですが、矯正効果のある下着やピタッとしたジーンズなど、体を締めつけるタイプのものは、血流が悪くなる傾向があります。股関節に問題がある場合は避けてください。

靴は安定性が第一

注意が必要なのは、靴です。

安定感のない靴は、股関節に負荷がかかります。たとえば、靴底がつま先から半分しかないサンダルやスリッパ、靴底がカーブしているスニーカーなどです。

これらの靴をはいていると、体の安定を保とうとして、足の筋肉に力が入り続けます。「足が細くなる」効果を狙ったものだと思いますが、股関節にはよくありません。足の筋肉が緊張し続けていると、股関節の動きに制限がかかるからです。

股関節をゆるめるためにも、靴底がフラットなもののほうがいいでしょう。さらに、地面からの衝撃をやわらげるような、クッション性のあるものがおすすめです。

不安定な靴といえば、ハイヒールもそうです。自分の足にピタッとフィットしたものでない限り、ハイヒールはかかとでの着地が安定しません。そのため、歩くたびにつま先に体重を乗せて着地するような、ぎこちない歩き方になります。

こういう歩き方では、上半身を前に突き出し、お尻を後ろに残した「くの字」のような姿勢になり、股関節がロッキングされやすくなってしまうのです。股関節に不安がある間は、ハイヒールや、同様に安定感の低いミュール、サンダルなどをはくのはやめておいたほうがいいと思います。

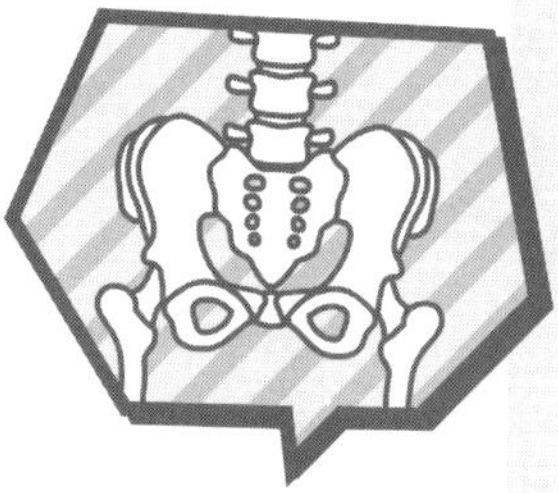

杖はできるだけ使わない

あくまでも「補助」的に使う

患者さんに「杖を使ったほうがいいのでしょうか？」と、よく聞かれます。杖を使う、使わないに関しては意見が分かれるところではありますが、私は「使うべきではない」と考えています。

杖を使えば、歩いているときに股関節にかかる負担を減らすことができます。

しかし、たとえば右の股関節に痛みのある人は、左に杖をつくでしょう。そうなると、どうしても重心が左斜め前にかかってしまい、その影響で椎間板ヘルニアなどを併発したり、左のひざまで痛めたりすることになりかねません。

ですから、できるだけ杖には頼らず、また、使わざるを得ない場合でも、あくまでも「補助」的に使うことをおすすめします。

どうしても杖を使いたい人は、ノルディックタイプのものを選びましょう。

一般的に、杖は股関節の高さで持つのがルールとされていますが、私は、胸の高さで持つのがいいと思っています。それぐらいの高さで持ったほうが、体の重心が後ろに乗りやすくなり、股関節への負荷が少なくて済むからです。

痛いほうの足も使う

杖の使い方としては、右の股関節が痛む場合は左側に、左がつらい場合は右側に、体の側面から20センチほど離してつくのが基本です。

重要なのは、なるべく痛む側の股関節に体重をかけること。もちろん、体重がかかるたびにそこが痛むと思いますが、そうやって体重をかけて動かしていかないと、股関節の機能は衰えていく一方です。

ガマンできる範囲で痛いほうの足も使うようにして、可能な限り両足を均等に使って歩く意識をもってください。あまりに痛みがひどかったり、よろけそうになったりしたときは、杖に少しだけ体重をかけるようにしてみてください。

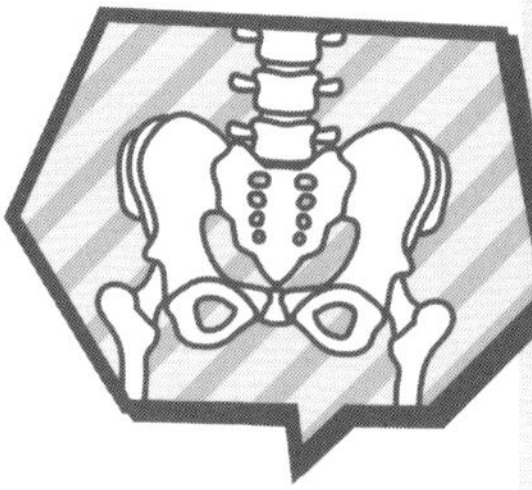

人工関節を入れている人へ

関節包内矯正で術後の痛みも改善

第1章でお話ししたように、人工関節手術を受けても痛みが残ることがあります。それにはいろいろな理由が考えられますが、私は、仙腸関節に問題が生じていて、それが術後の股関節に影響しているのではないか、と考えています。

もしそうであれば、痛みが出ているのは股関節ではなく、筋肉の痛みであったり、あるいは坐骨神経痛であったりするかもしれません。その場合は、それぞれに適した治療を施せば、痛みは解消します。「手術をしても痛みがとれないのだから、しょうがない」とあきらめず、医師に相談してみてください。もし、医師が、股関節以外の可能性を認めないようであれば、他の病院を訪ね、セカンドオピニオンを求めることをおすすめします。

私のクリニックでは、術後に痛みがとれない患者さんには、「関節包内矯正」(37ページ参照)を行っています。この治療で仙腸関節の機能が正常化すると、術後の痛みが改善するケースがとても多いのです。

適度な衝撃を与えて骨を強化

人工関節には寿命があることは先述しましたが、同じく再手術が必要となるケースがあります。骨がもろくなると、人工関節が外れてしまうことがあるのです。

歯科でインプラント治療を受けても、歯茎やあごの骨が弱いとインプラントがとれてしまいます。人工関節でも、それと同じことが起こるわけです。

特に女性は、年齢を重ねると骨がもろくなりがちです。骨の材料となるカルシウムや、カルシウムの吸収を助けるビタミンDを積極的に摂りましょう。

さらに、骨は衝撃を与えられることで、強度や密度が増します。激しい運動をして過度な衝撃を股関節に与えるのはよくありませんが、骨を強くするためにはある程度の衝撃が必要なのです。それには、やはりウォーキングが一番。正しいフォームで、股関節をきちんと動かしながら、踏み出す足に体重を乗せて歩くようにしましょう。

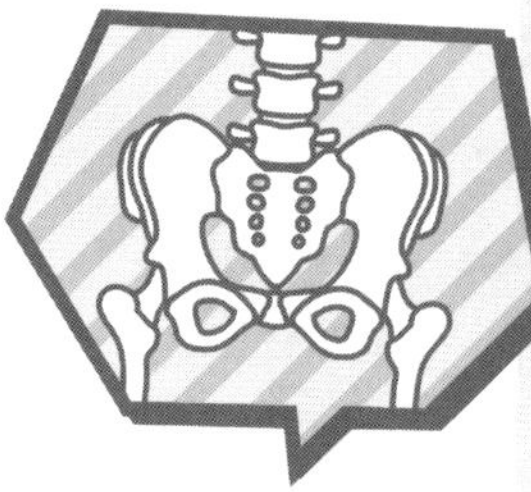

体重コントロールの重要性

■太ったままでは治療効果は上がらない

股関節には、ただ立っているだけでも「体重」という負荷がかかります。したがって、体重が重ければ重いほど、変形性股関節症のリスクが高まるといっていいでしょう。

適切な体重を維持することができなければ、どんな治療をしても十分な効果は期待できません。たとえ関節包内矯正で痛みがとれたとしても、体重を落として股関節への負荷を減らさなければ、再発は免れないでしょう。

太り気味の人は、運動と食事の2本柱で体重のコントロールに努めてください。

運動といっても、特別なことは必要ありません。とにかく「よく歩く」こと。95ページでご紹介した正しいフォームで歩けば、全身の代謝が上がります。

この歩き方をしていれば、仙腸関節や股関節の動きがよくなり、運動能力がアップし、ますます代謝が上がるという好循環が生まれ、太りにくい体を作れるはずです。

不足している成分を食事で補う

食事については、食べすぎはもちろん禁物です。糖分や脂肪分の多い間食も、できるだけ控えてください。

反対に、摂取したほうがいいのは、関節を健やかに保つとされている「コンドロイチン」「グルコサミン」「コラーゲン」などの成分。これらは、もともと関節軟骨の主成分ですが、加齢などによってその量が減ってしまうため、補うとよいでしょう。

これらの成分はサプリメントでも摂取できますが、食事からも摂ることができます。コンドロイチンは、納豆やオクラ、なめこ、山芋などネバネバ系の食べ物に。グルコサミンは、カニやエビの殻、干しエビに多く含まれます。そして、鶏皮や手羽先、フカヒレ、ウナギ、アンコウ、煮こごりなどは、コラーゲンが豊富です。

他に、血行をよくする働きのあるＥＰＡやＤＨＡが豊富な、イワシやサバ、サンマ、アジなどの青背の魚を積極的に食べるようにしましょう。

おわりに――関節液がよみがえれば、人生が変わる！

最後にひとつお伝えしたいことがあります。股関節の不具合を訴えたときに、治療法を「経過観察」と「手術」の2つしか示されない場合は、その他の可能性がないか、セカンドオピニオンを求めることをおすすめします。疾患において、主役は患者さんご本人です。遠慮したり迷ったりすることなく、ぜひ、（数多くはありませんが）股関節治療が得意で、股関節だけでなく患者さんの体全体を見て治療を行い、リハビリにも力を入れている病院や治療院を訪ねてください。

股関節のトラブルが解消すると、人生が変わります。これは、けっして大げさな話ではありません。「ライフ・イズ・ムービング（生きることは動くこと）」という言葉がありますが、人生は体が動いてこそ楽しいのではないでしょうか。

股関節に痛みを感じていたり、うまく歩けなかったりすると、外出するのがおっくうになります。そうすると関節の可動域だけでなく、行動範囲も狭くなり、気持ちが塞ぎがちになるでしょう。

でも、関節液がよみがえり、股関節のトラブルが解消すれば、いつでも自分の好きな場所に行くことができます。サークル活動に参加したり、旅行に出かけたりと、どんどんアクティブになることでしょう。股関節が動くようになると、体だけでなく心も動くようになるのですね。事実、治療を終えると「10歳若返ったみたい！」といって、ますます人生を謳歌している患者さんが、たくさんいらっしゃいます。

股関節の改善は、内科的にもよい効果が期待できます。血行がよくなるので、冷えやむくみが解消。子宮や卵巣の働きがよくなり、婦人科系のトラブルが改善します。体がよく動くようになって代謝が上がるため、ダイエットにもつながります。股関節を守るのには体重コントロールが必須ですが、股関節の状態が改善すれば、自然と適正な体重をキープできるという、好循環が生まれるわけです。

こんなにもメリット満載の股関節ケアを、しない手はありません。変形性股関節症が「初期」や「進行期」まで進んでしまっても、まだ間に合います。「簡易版・関節包内矯正」をはじめとする股関節の体操を、まずは3週間、続けてみてください。股関節は、ケアをすれば必ず応えてくれます。

酒井慎太郎

〈著者略歴〉

酒井慎太郎（さかい・しんたろう）

株式会社さかいクリニックグループ代表。

関節包内矯正と体外再生圧力波システムを開発。医学の本場のドイツで優れたリハビリ治療法として認められ、医学専門書の大手出版社 Thieme グループからドイツ・スイス・オーストリアにて著書が出版された。

千葉ロッテマリーンズ元公式メディカルアドバイザー。中央医療学園 特別講師。ＴＢＳラジオ「大沢悠里のゆうゆうワイド　土曜日版」レギュラーコーナーコメンテーター。池袋コミュニティカレッジ講師。朝日カルチャーセンター講師。著書は 100 冊以上を数える。

装幀　村田 隆（bluestone）
装幀イラスト　河南好美
本文イラスト　杉山美奈子
組版・本文デザイン　朝日メディアインターナショナル株式会社
編集協力　鈴木裕子

※体操の効果には個人差があります。体に異常を感じたときは、すみやかに中止してください。

痛い変形性股関節症がラクになる！

「関節液」よみがえり体操

2021年 6 月29日　第 1 版第 1 刷発行
2022年10月25日　第 1 版第 7 刷発行

著　者　酒井慎太郎
発行者　村上雅基
発行所　株式会社PHP研究所
京都本部　〒601-8411　京都市南区西九条北ノ内町11
〔内容のお問い合わせは〕教 育 出 版 部 ☎075-681-8732
〔購入のお問い合わせは〕普及グループ ☎075-681-8818
印刷所　大日本印刷株式会社

ISBN978-4-569-84979-9